Ellen M. Bard

Für mich

Ellen M. Bard

Für mich

Das kreative Self-Care-Buch

mvgverlag

Inhalt

Einleitung

Wie ich auf den Pausenknopf gedrückt und mein Leben verändert habe

Ich saß im gemütlichen Wohnzimmer eines kleinen Landhauses aus dem 18. Jahrhundert und schaute ins knisternde Kaminfeuer.

Nach zehn hektischen Jahren als Mitarbeiterin einer Unternehmensberatungsfirma in London hatte ich mir endlich ein bisschen Zeit genommen, innezuhalten und mein Leben zu überdenken.

Und was ich da sah, gefiel mir gar nicht.

Zwar machte mein Beruf mir generell Spaß; doch er war auch stressig und mit vielen Überstunden verbunden. Obwohl ich das Gefühl hatte, dass er mir guttat, ruinierte er in Wirklichkeit langsam, aber sicher meine Gesundheit. Außerdem bestand mein Leben fast nur noch aus Arbeit.

Ich hatte das alte Steinhaus für ein Wochenende gemietet, um in aller Ruhe eine Bestandsaufnahme meines Lebens zu machen: Es gab kein WLAN und praktisch keinen Handyempfang. Ich hatte ein paar Bücher, schöne Buntstifte und einen großen Stapel leeres Papier mitgebracht.

Denn ich war hier, um darüber nachzudenken, was mir wirklich wichtig war und wie ich mein Leben so gestalten könnte, dass es mir mehr Erfüllung schenkte.

Dieses Wochenende hat mein Leben verändert. Ich nutzte meine kleine Auszeit, um Tagebuch zu führen, spazieren zu gehen und unter dem leuchtend grünen Laubdach auf einem dicken Baumstamm zu sitzen, während um mich herum der Regen niederprasselte. Ich setzte mich nicht unter Leistungsdruck, wie ich es sonst immer tat – sogar in der Freizeit.

Das war der Beginn eines Abenteuers, das mich zu meinem neuen Ich hingeführt hat: jenem Menschen, der ich heute – fünf Jahre später – bin und der ein ganz anderes Leben führt als früher.

Inzwischen lebe ich als Schriftstellerin, Referentin und selbstständige Unternehmensberaterin in Bangkok, bin beruflich in über 20 verschiedenen Ländern tätig, habe einen Lebenspartner und ein Zuhause, das mich glücklich macht.

All das ist natürlich nicht über Nacht passiert; doch jenes Wochenende war ein echter Wendepunkt. Als ich mir endlich die Chance gab, über mein Leben nachzudenken und zu überlegen, wie ich meinen eigenen Wertvorstellungen entsprechend leben könnte, statt mich immer nur von den Erwartungen anderer Menschen treiben zu lassen, hat meine Einstellung sich von Grund auf geändert. Mir wurde klar, dass ich der einzige Mensch bin, der für mich verantwortlich ist, und dass ich die Möglichkeit habe, etwas an meinem Leben zu ändern.

Natürlich war das alles andere als einfach. Denn egal wohin wir gehen: Wir nehmen unser »Ich« überallhin mit; und Charaktereigenschaften wie Perfektionismus, übermäßiger Ehrgeiz und meine Neigung, mir ständig über irgendetwas Sorgen zu machen, sind natürlich nicht von einem Tag auf den anderen unter der thailändischen Sonne weggeschmolzen.

Dazu musste ich intensiv an mir arbeiten und – was besonders wichtig war – mich auch gut um mich selbst kümmern. Ich musste mir immer wieder Ruhepausen gönnen und – im Großen wie im Kleinen – liebevoll mit mir umgehen.

Obwohl ich Veränderungen eher scheue, habe ich mir angewöhnt, hin und wieder kleine Selbstfürsorge-Experimente zu machen. Außerdem halte ich mir regelmäßig vor Augen, dass Selbstfürsorge etwas ist, was *mir* guttut; andere Menschen haben wieder ganz andere Bedürfnisse. Grünkohlshakes und Kokosöl gehören nicht unbedingt zu meinen Grundnahrungsmitteln; doch regelmäßige Kontrolltermine beim Zahnarzt und morgendliches Tagebuchführen geben mir inneren Halt, sodass ich der hektischen Welt besser entgegentreten kann.

Falls Sie sich von einer der hier beschriebenen Erfahrungen angesprochen fühlen, ist dieses Buch genau das richtige für Sie.

Was ist Selbstfürsorge?

Wir leben in einer Welt, die ständig in Bewegung ist, in der immer irgendetwas auf unserer To-do-Liste steht, dauernd jemand etwas von uns will und es ständig neue E-Mails zu beantworten gibt.

In so einer Welt kann sogar Selbstfürsorge zu einer weiteren Verpflichtung werden: noch so ein Gesundheitstrend, über den man sich auf dem Laufenden halten muss – noch einer dieser makellosen Körper aus Ihrem Social-Media-Feed, in kunstvoller Yogaposition zu einer Brezel verbogen. Dann wird Selbstfürsorge einfach nur zu einer neuen Erwartung, die man erfüllen, einer weiteren Belastung, über die man sich Gedanken machen muss. Wieder eines dieser Dinge, die man tun sollte – und wenn man es versäumt, hat man ein schlechtes Gewissen.

In diesem Buch gibt es kein »sollte«. Es will Ihnen vielmehr helfen, Momente der Selbstfürsorge so in Ihr Leben einzubauen, wie es für Sie am besten passt. Es ist als Arbeitsbuch aufgebaut und führt Sie auf einfache, fast mühelose Weise durch diesen inneren Wandlungsprozess hindurch.

Als Konzept hat Selbstfürsorge eine lange, bewegte Geschichte, in dessen Mittelpunkt stets die Gesundheit stand. Ursprünglich wendete man diesen Begriff auf kranke Menschen an und meinte damit, aus eigenem Antrieb mehr für die Gesundheit zu tun, zum Beispiel regelmäßig duschen, sich gesund ernähren und Sport treiben. Er bezog sich also in erster Linie auf das körperliche Wohlbefinden.

Später, als Ärzte und Psychologen nach Möglichkeiten suchten, Menschen in risikoreichen und emotional stark fordernden Berufen (wie beispielsweise Feuerwehrmänner oder Sozialarbeiter) zu helfen, weitete der Begriff sich auch auf den geistigen und emotionalen Bereich aus: Selbstfürsorge wurde zu einer Strategie, mit denen solche Leute den Anforderungen ihrer beruflichen Tätigkeit besser standhalten konnten.

Während der Frauen- und Bürgerrechtsbewegung erhielt der Begriff eine politische Färbung. Für die Mitglieder dieser Bewegungen war es ein radikaler Akt, sich um ihre eigene Gesundheit zu kümmern: Damit wollten sie sich von einem von Weißen beherrschten patriarchalischen Gesundheitssystem unabhängig machen, in dem sie sich im Stich gelassen fühlten. In den 1980er- und 1990er-Jahren wurde der Begriff von der Fitness- und »Wellness«-Branche aufgegriffen; und ab dem Jahr 2010, inmitten der politischen und kulturellen Instabilität unserer heutigen westlichen Welt, wuchs die Überzeugung, dass man nur durch Selbstfürsorge in einer chaotischen, ständigen Veränderungen unterworfenen Welt nicht den Boden unter den Füßen verliert.

Für mich bedeutet Selbstfürsorge, dass ich für die Erfüllung meiner emotionalen, geistigen und körperlichen Bedürfnisse verantwortlich bin. Fühlt man sich wohler, wenn man gut für sich selbst sorgt? Ja, schon; aber nicht unbedingt immer sofort. Manche dieser Aktivitäten sind – kurzfristig betrachtet – sogar schwierig oder unangenehm, sorgen aber langfristig für mehr Wohlbefinden.

Wenn Sie mit einer neuen Idee konfrontiert werden, sollten Sie in einer Haltung des Selbstmitgefühls darüber nachdenken, ob Sie schon bereit für diese sind oder mehr Energie dafür brauchen und die Sache erst ein bisschen später angehen.

Wie auch immer: Dieses Buch ist keine Prüfung, durch die man durchfallen kann. Betrachten Sie die darin beschriebenen Ideen als Experimente zum Ausprobieren, und warten Sie einfach ab, welche Ihnen etwas bringen und welche nicht.

Was bedeutet Selbstfürsorge für Sie?

Was hat Sie dazu veranlasst, dieses Buch zu kaufen?

Worum es in diesem Buch geht und wie man damit arbeitet

Als Arbeitspsychologin sauge ich Ideen auf wie ein Schwamm. Ich arbeite mit meinen Klienten schon seit vielen Jahren am Thema Selbstfürsorge und schreibe auch viel darüber. Und ich habe nichts gegen »ungewöhnlichere« Tipps und Strategien, solange sie einigermaßen wissenschaftlich fundiert sind.

Zum Beispiel werden Sie in diesem Buch ein paar Ideen finden, in denen es darum geht, Rituale zu entwickeln. Ein Ritual kann man als feierliche Zeremonie definieren, die eine Veränderung aus dem Alltagsgeschehen heraushebt. Dabei handelt es sich um einen sehr weiten Begriff, der alles Mögliche umfasst: von der Hochzeit bis hin zum morgendlichen Zeitunglesen am Frühstückstisch. Leider ist unser modernes Leben ziemlich arm an Ritualen. Aber Sie können selbst welche kreieren: Nehmen Sie sich vor, bestimmte Handlungen auf feierliche, zeremonielle Art und Weise durchzuführen. Dadurch aktivieren Sie einen primitiveren Teil Ihres Gehirns: das limbische System oder »Reptilienhirn«, das unser Verhalten, unsere Emotionen und unsere Motivation steuert.

Außerdem werde ich Sie dazu auffordern, ein Tagebuch zu führen. Das bedeutet nichts anderes, als »seine Gedanken und Gefühle über irgendetwas zu Papier zu bringen«. Dafür werden Sie in diesem Arbeitsbuch jede Menge Platz finden; Sie können Ihr Tagebuch natürlich auch am Computer führen oder ein Notizbuch dafür verwenden. Wenn wir etwas schriftlich formulieren, können wir es besser verarbeiten; und manchmal werden uns dadurch Wahrheiten bewusst, die wir bisher zu ignorieren versucht hatten.

Dieses Buch soll Ihnen als eine Art »Werkzeugkasten« dienen. Darin geht es um ein breites Themenspektrum. Bestimmte Themen – beispielsweise Körper, Geist und Emotionen – stehen im Mittelpunkt; aber ich gehe auch auf andere, ungewöhnlichere Themen ein. Auf den ersten Blick wird der Gedanke, Zeit und Mühe dafür zu investieren oder sich zu verändern, nicht unbedingt Begeisterungsstürme in Ihnen auslösen; doch wenn wir in dieser Hinsicht etwas für uns tun (zum Beispiel, indem wir ab und zu einmal Nein sagen oder anderen Menschen vernünftige Grenzen setzen), kann uns das von Schuldgefühlen und aus unerfreulichen emotionalen Situationen befreien, die eigentlich nichts mit uns zu tun haben. Außerdem werden unsere To-do-Listen kürzer, sodass wir mehr Zeit für uns selbst haben.

Wenn Sie die 101 Ideen in diesem Buch durcharbeiten, werden Sie mehr darüber erfahren, was Ihnen guttut und was nicht. Außerdem haben Sie damit einige »Werkzeuge« zur Hand, auf die Sie jederzeit zurückgreifen können. In einem nächsten Schritt können Sie diese Übungen dann auf Ihre individuellen Bedürfnisse zuschneiden.

Lesen Sie zuallererst das Kapitel, das Ihnen momentan am hilfreichsten und relevantesten erscheint, und wählen Sie daraus die Ideen, die Sie am meisten ansprechen. Sie müssen das Buch nicht unbedingt von vorn bis hinten durchlesen und alle Ideen ausprobieren, denn dafür gibt es keinen Preis zu gewinnen!

Einige der Übungen lassen sich leicht und schnell durchführen; andere erfordern vielleicht ein bisschen mehr Engagement und Zeit zum Nachdenken. Versuchen Sie nicht, alle Übungen auf einmal zu machen oder ein ganzes Kapitel am Stück durchzulesen! Schließlich sollen Sie noch ein bisschen länger etwas von diesem Buch haben. Also gehen Sie die darin beschriebenen Aktivitäten Schritt für Schritt an, denken Sie darüber nach und lassen Sie diese Übungen kleine Wunder in Ihrem täglichen Leben bewirken.

Selbstfürsorge ist ein gutes Mittel, nicht in reflexartige (und normalerweise kontraproduktive) Verhaltensweisen zu verfallen, mit denen wir uns in schwierigen Situationen so oft zu beruhigen versuchen. Mein Buch soll Ihnen dazu verhelfen, jeden Moment Ihres Lebens voll und ganz auszukosten. Außerdem werden Sie dank dieser Übungen nicht mehr so oft in negative Gemütszustände wie Stress, Angst oder Nervosität geraten, die Ihrer körperlichen, geistigen und seelischen Gesundheit schaden.

Falls Sie nicht sicher sind, wo Sie anfangen sollen, würde ich Ihnen zunächst einmal die ersten drei Kapitel (Körper, Geist und Emotionen) ans Herz legen. Sie bilden das Fundament jeder guten Selbstfürsorge.

Natürlich hängen alle Aspekte der Selbstfürsorge eng miteinander zusammen. Vielleicht werden Sie feststellen, dass sich auch Ihr emotionales und psychisches Wohlbefinden verbessert, wenn Sie etwas für Ihren Körper tun, oder dass Sie besser mit Veränderungen umgehen und effizienter arbeiten können, wenn Sie Ihrer Kreativität mehr Raum zur Entfaltung geben.

Warum kümmern wir uns so wenig um uns selbst?

Es ist mir ein Rätsel, warum wir Selbstfürsorge immer wieder vor uns herschieben – obwohl ich genau den gleichen Fehler mache. Wir finden unzählige Rechtfertigungen dafür, warum wir uns die Hacken ablaufen, um etwas für andere Menschen zu tun, uns aber nicht einmal fünf Minuten Zeit für uns selbst nehmen. Drei Rechtfertigungen hört man besonders häufig.

Die Erste lautet: Geld. Doch da man für die meisten dieser Übungen nur dieses Buch und einen Bleistift oder Kugelschreiber braucht, wird das hoffentlich kein Hinderungsgrund für Sie sein. Eine zweite Ausrede ist Zeit. Im Kapitel über dieses Thema finden Sie ein paar Anregungen, wie Sie mehr Zeit für Selbstfürsorge finden.

Bei den meisten Menschen ist die dritte Rechtfertigung die eigentliche Ursache allen Übels; und sie ist auch der Grund, warum bei dem Gedanken, es uns gut gehen zu lassen, ein schlechtes Gewissens aufkommt: Es ist die Vorstellung, dass es irgendwie egoistisch ist, zu viel Zeit für die eigene Zufriedenheit und Erfüllung zu investieren.

Angenommen, vor Ihnen stehen zwei randvoll mit Flüssigkeit gefüllte Flaschen. Auf der einen Flasche steht »Zeit«, auf der anderen »Energie«. Stellen Sie sich nun vor, jedes Mal, wenn Sie irgendetwas tun – egal ob für sich selbst oder für andere –, ein bisschen Flüssigkeit aus der »Zeit«-Flasche auszuschütten.

Es ist eine ganz einfache Rechnung: Die volle Flasche steht für Ihre gesamte Lebenszeit. Jede Aktivität kostet ein bisschen Zeit. Im Lauf Ihres Lebens wird die Flasche also immer leerer.

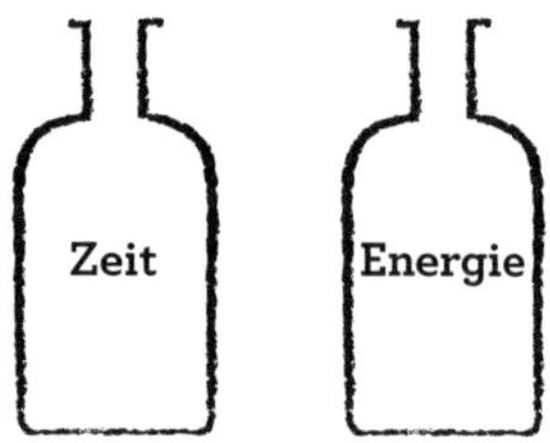

Jeder Tag hat 24 Stunden. Auch wenn es Ihnen manchmal so vorkommt, als seien Sie nur ein passiver Beobachter Ihres Lebens, stimmt das in Wirklichkeit nicht: Sie können jederzeit Nein zu etwas sagen. Auch wenn diese Entscheidung nicht immer leicht ist – sie gibt Ihnen die Kontrolle über Ihr Leben zurück. Das bedeutet, dass Sie die Flüssigkeit in Ihrer »Zeit«-Flasche so verwenden können, wie Sie möchten.

Mit der »Energie«-Flasche verhält es sich schon ein bisschen komplizierter: Manche Tätigkeiten zehren an Ihrer Energie; andere schenken Ihnen Energie. Und viele Aktivitäten, durch die der Flüssigkeitspegel in Ihrer »Energie«-Flasche ansteigt, dienen der Selbstfürsorge. Wenn Sie immer nur Dinge tun, die an Ihrer Energie zehren (mit der Sie also Flüssigkeit aus Ihrer »Energie«-Flasche ausschütten), werden Sie bald zu nichts mehr zu gebrauchen sein.

Denn dann haben Sie keine Energie mehr – Sie sind leer. Und als »leere Flasche« haben Sie den Menschen, die Sie lieben, nichts mehr zu geben.

Selbstfürsorge ist eine von innerer Reife und Verantwortungsgefühl zeugende Tätigkeit, für die Sie in Ihrem Leben unbedingt Zeit finden sollten. Denn nur wenn man sich auch um seine eigenen Bedürfnisse kümmert, kann man sein höchstes Potenzial verwirklichen.

Welche Rechtfertigungen führen Sie normalerweise als Begründung dafür an, dass Sie sich keine Zeit für Selbstfürsorge nehmen?

Was sollten Sie tun, um sich von diesen Rechtfertigungen oder Hindernissen zu befreien, bevor Sie mit der Arbeit an diesem Buch beginnen?

Visualisierung:
Wenn Sie das nächste Mal ein schlechtes Gewissen haben, weil Sie etwas für sich selbst tun, obwohl andere Menschen Sie brauchen, stellen Sie sich vor, Sie seien ein Baum. Je kräftiger und fester im Boden verwurzelt Ihr Baum ist, desto besser kann er wachsen und seine Zweige ausbreiten, um andere Menschen vor Stürmen zu beschützen. Schließen Sie die Augen, denken Sie an einen Baum, und stellen Sie sich vor, wie Sie diesen Baum mit Ihrer Selbstfürsorge stützen und nähren, damit er richtig wachsen kann.

Selbstfürsorge ist kein Luxus, sondern eine Notwendigkeit.

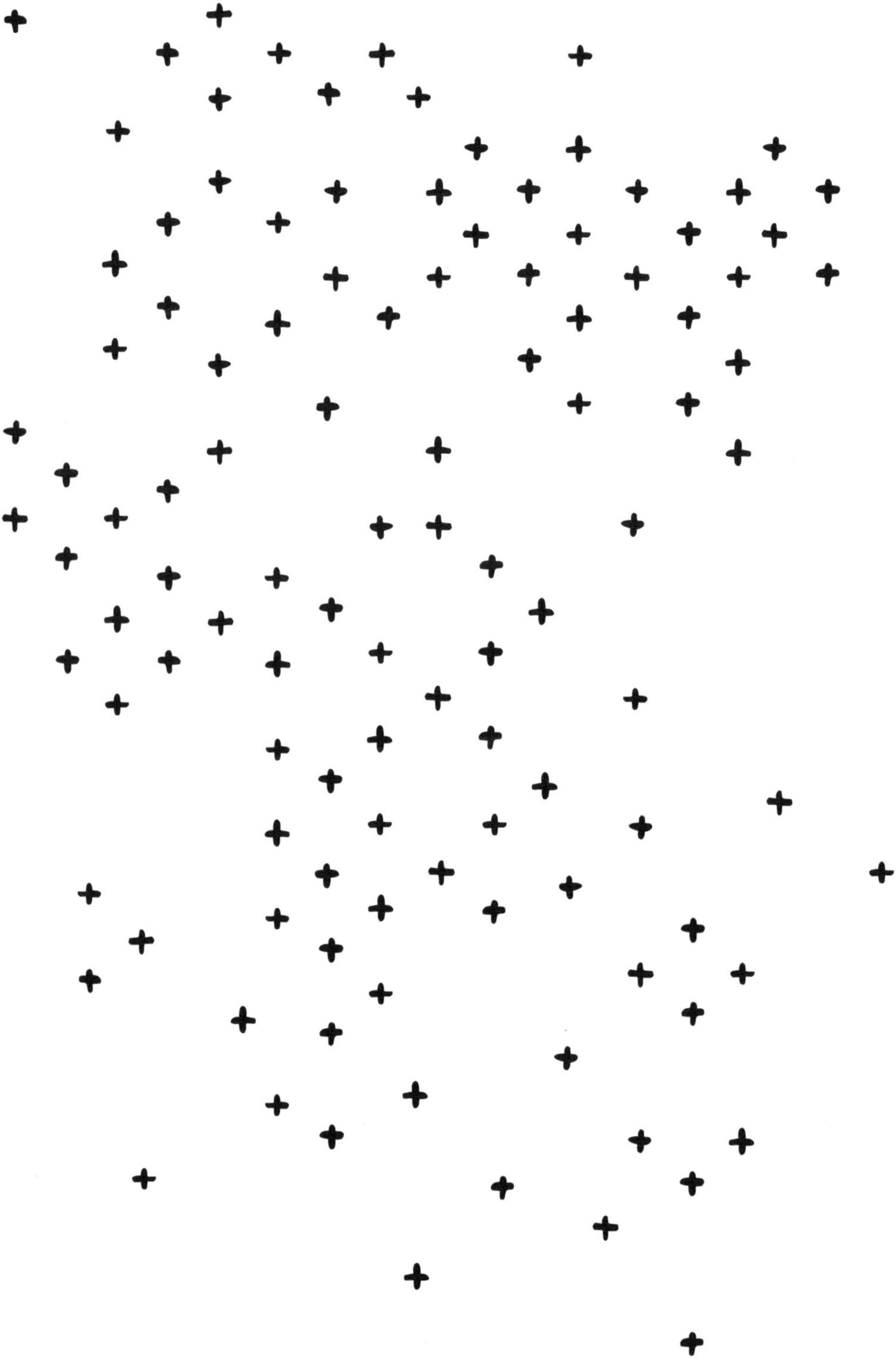

KAPITEL 1

Körper

Körper

Was für eine Beziehung haben Sie zu Ihrem Körper?

Ich persönlich vergesse manchmal, dass mein Körper mehr ist als ein Gefäß, um mein Gehirn zu fassen – dass auch er Aufmerksamkeit und Fürsorge braucht.

Doch die berühmte »Bedürfnishierarchie« des Psychologen Abraham Maslow erinnert uns daran, dass zunächst einmal unsere körperlichen Grundbedürfnisse (zum Beispiel nach Nahrung, Flüssigkeit, Wärme und regelmäßigen Ruhepausen) erfüllt sein müssen. Erst dann können wir uns auf andere konzentrieren.

Ohne gesunden, funktionsfähigen Körper ist es sehr viel schwieriger, gut für sich selbst zu sorgen. Leider ist unsere heutige hektische, sitzende Lebensweise in dieser Hinsicht keine Hilfe: Wir verbringen den größten Teil des Tages in schlechter Haltung über Tastaturen oder Telefone gebeugt, stopfen auf die Schnelle ein paar Fertiggerichte in uns hinein und bleiben abends viel zu lange auf.

Bei vielen Menschen ist der Körper der Selbstfürsorge-Bereich, über den sie am meisten wissen. Im Grunde ist uns klar, was wir tun sollten: zunächst einmal mehr Gemüse und weniger verarbeitete Lebensmittel und Zucker essen und uns mehr bewegen. Trotzdem stürzen sich viele Menschen in eine Modediät nach der anderen und hoffen auf das große Wundermittel gegen wabbelige Schenkel oder Oberarme …

Auf solche Themen werden wir in diesem Kapitel also nicht eingehen, dazu gibt es bereits genügend Diät- und Bewegungsratgeber. Andere Maßnahmen zur Gesundheitsvorsorge wie beispielsweise **#7 Ausreichende Flüssigkeitsaufnahme** und **#9 Mehr Bewegung** werden Sie wahrscheinlich schon kennen, aber trotzdem immer wieder vernachlässigen.

Dieses Kapitel enthält viele kleine Experimente, mit denen man auf verschiedene Weisen etwas für seinen Körper tun kann.

Was gibt es in diesem Kapitel zu entdecken?

Zunächst einmal sollen Sie Kontakt zu Ihrem physischen Ich aufnehmen (**#1 In den Körper hineinhören**) und Ihr Leben ein bisschen entschleunigen (**#2 Tiefer atmen; #3 Berührungen spüren**). Da ich unter zwei chronischen Krankheiten leide, verbindet mich eine Art Hassliebe mit meinem Körper. Doch wenn ich in ihn hineinhöre, statt einfach so zu tun, als existiere er nicht, kann er mir viele Informationen geben. Bevor wir uns in dieses Buch stürzen, wollen wir uns erst mal ein wenig mit Ihrer Atmung beschäftigen. Außerdem sollen Sie sich mithilfe sanfter, liebevoller Selbstberührungen beruhigen. Berührungen spielen für unsere seelische und körperliche Entwicklung eine wichtige Rolle. Länger andauernde angenehme Berührungen (zum Beispiel eine 20-sekündige Umarmung) können zur Ausschüttung des Nervenbotenstoffs Oxytocin führen, der uns ein Gefühl der Zufriedenheit und Entspannung vermittelt.

Außerdem werden wir ein paar Möglichkeiten zur innerlichen Versorgung unseres Körpers ausloten: nämlich durch Essen (**#4 Bewusstes Schmecken; #5 Welche Lebensmittel tun Ihnen gut?; #6 Seien Sie vorbereitet**) und Trinken (**#7 Ausreichende Flüssigkeitsaufnahme; #8 Die beliebteste psychoaktive Droge**). In unserer hektischen Welt laufen wir ständig Gefahr, die einfachen Freuden des Lebens – zum Beispiel den Geschmack unserer Nahrung – zu versäumen, indem wir unser Essen am Schreibtisch hinunterschlingen oder beim Abendessen auf unserem Smartphone herumtippen. Auf solche Probleme wollen wir in diesem Kapitel eingehen. Außerdem sollen Sie sich bewusst machen, welche Lebensmittel Ihnen guttun, um spontanen Essensentscheidungen vorzubeugen – die meistens nicht besonders gesund sind.

Ferner geht es in diesem Kapitel auch um das Thema Bewegung (**#9**) und Schlaf (**#10 Abends richtig abschalten).** Heutzutage sind viele Menschen geradezu stolz darauf, sich nicht genügend Schlaf zu gönnen – so beschäftigt zu sein, dass sie kaum noch zur Ruhe kommen. Doch Schlafmangel beeinträchtigt Gesundheit und Immunsystem; die Unfallgefahr steigt, man nimmt leichter zu, und höchstwahrscheinlich leidet auch die körperliche und geistige Leistungsfähigkeit darunter.

Zu guter Letzt wollen wir sichergehen, ob Sie auch regelmäßig alle wichtigen ärztlichen Routineuntersuchungen wahrnehmen (**#11 Arzttermine**). Oder wollen Sie etwa die eine von vier Frauen sein, die ihren Gebärmutterhalsabstrich versäumt? Oder zu der Hälfte aller Erwachsenen gehören, die schon seit über zwei Jahren nicht mehr beim Zahnarzt waren?

Am Ende dieses Kapitels werden Sie besser über die Bedürfnisse Ihres Körpers im Bilde sein und wissen, wie man diese Bedürfnisse auf gesunde, angenehme Art und Weise erfüllt.

#1: In den Körper hineinhören

Setzen Sie sich ruhig hin und führen Sie einen »Körperscan« durch: Atmen Sie tief ein und hören Sie dann von unten nach oben (bei den Füßen beginnend) in alle Teile Ihres Körpers hinein. Fragen Sie sich in einer vorurteilsfreien Haltung der Neugier und des Mitgefühls – wie ein liebevoller Freund –, was Ihr Körper brauchen könnte. Lockern Sie der Reihe nach alle Verspannungen. Vielleicht müssen Sie dazu Rücken und Schultern dehnen, einen kleinen Imbiss zu sich nehmen oder Ihre Wadenmuskeln massieren. Fragen Sie Ihren Körper einfach, und warten Sie ab, was er sagt! Hören Sie ungefähr 15 bis 20 Minuten lang in sich hinein, von den Zehen bis zum Kopf. Dann schreiben Sie auf, was Sie dabei alles entdeckt haben.

Heute braucht mein Körper:

#2: Tiefer atmen

Beim Körperscan in Idee #1 ist Ihnen vielleicht aufgefallen, dass wir oft ziemlich flach atmen: nicht mit dem Bauch, sondern nur mit dem oberen Brustkorb. Dadurch bekommt unser Körper nicht so viel Sauerstoff, wie er braucht, um optimal zu funktionieren. Uns auf unsere Atmung zu konzentrieren, ist außerdem eine schnelle und einfache Beruhigungsmethode bei Angst oder Stress.

Setzen oder legen Sie sich an einem ungestörten Plätzchen ruhig hin und legen Sie eine Hand auf Ihren Bauch. Bewegt er sich beim Atmen? Atmen Sie tief durch die Nase ein. (Dabei sollte sich die Hand auf Ihrem Bauch heben.) Atmen Sie auf diese Weise ein paarmal tief durch und konzentrieren Sie sich dabei vor allem auf das Einatmen.

Sobald Sie einen für Sie angenehmen Atemrhythmus gefunden haben, achten Sie zusätzlich auch auf Ihre Ausatmung. Atmen Sie durch den Mund aus, und zwar so, dass das Ausatmen ein bisschen länger dauert als das Einatmen. Zum Beispiel können Sie beim Einatmen auf vier und beim Ausatmen auf sechs zählen. (Natürlich brauchen Sie sich nicht genau an diese Vorgabe zu halten.) Atmen Sie ein paarmal nach diesem Muster.

Als Nächstes machen Sie zwischen Ein- und Ausatmen eine kurze Pause. Auch bei diesem Atemmuster sollte das Ausatmen länger dauern als das Einatmen. Dadurch wird der für Entspannung zuständige Bereich Ihres Nervensystems angeregt.

Atmen Sie etwa fünf bis zehn Minuten lang auf diese Weise.

Beschreiben Sie in drei Worten, wie sich das angefühlt hat:

#3: Berührungen spüren

Von anderen Menschen berührt zu werden, kann sehr angenehm sein; doch man kann sich mit liebevollen Gesten auch selbst beruhigen. Schlingen Sie zärtlich die Arme um Ihren Oberkörper, streichen Sie sich sanft über den Arm oder tätscheln Sie sich die Wange. Falls Ihnen das ein bisschen komisch vorkommt, können Sie es stattdessen mit einer Selbstmassage von Händen, Schultern oder Nacken versuchen oder Körperlotion in Ihre Haut einmassieren, was nebenbei noch einen positiven kosmetischen Effekt hat. Egal welche Form der Selbstberührung Sie wählen: Nehmen Sie sich Zeit dafür und tun Sie es in einer Haltung liebevollen Selbstmitgefühls. Dann beschreiben Sie Ihre Erfahrungen in den unten stehenden Zeilen.

Wie fühlt es sich an, die eigene Haut zu berühren?

Was empfinden Sie dabei als angenehm?

Gibt es Körperteile, die Sie besonders gerne berühren?

Was gefällt Ihnen an dieser Selbstberührung nicht?

#4: Bewusstes Schmecken

Kaufen Sie drei verschiedene Arten Schokolade (oder drei andere ähnliche Lebensmittel, zum Beispiel Nüsse oder Zitrusfrüchte). Geben Sie sie auf einen Teller und legen Sie ein Glas Wasser, dieses Buch und einen Stift bereit. Kosten Sie der Reihe nach von allen drei Lebensmitteln, und schreiben Sie alles, was Ihnen dabei einfällt, in die unten stehenden Leerzeilen. Achten Sie auf die unterschiedlichen Aromen, körperlichen Empfindungen, Erinnerungen und Emotionen, die dabei in Ihnen aufsteigen, und beschreiben Sie sie so genau wie möglich. Investieren Sie mindestens fünf Minuten für diese Übung und trinken Sie nach jedem Lebensmittel etwas Wasser, um Ihren Gaumen zu neutralisieren.

Welche Unterschiede haben Sie wahrgenommen?

1.

2.

3.

#5: Welche Lebensmittel tun Ihnen gut?

Angesichts der vielen verschiedenen Diäten, die heute angepriesen werden, ist es manchmal schwer, zu entscheiden, was man essen soll. Wenn wir darauf achten, wie wir uns nach dem Essen fühlen, entwickeln wir ein feineres Gespür dafür, welche Lebensmittel uns guttun und welche nicht.

Welche fünf Speisen oder Lebensmittel schmecken Ihnen und hinterlassen nach dem Essen ein gutes Gefühl?

1. ____________________
2. ____________________
3. ____________________
4. ____________________
5. ____________________

Welche fünf Speisen oder Lebensmittel, die Sie regelmäßig zu sich nehmen, hinterlassen nach dem Essen kein gutes Gefühl?

1. ____________________
2. ____________________
3. ____________________
4. ____________________
5. ____________________

Haben Sie beim Verzehr von Lebensmitteln, die Ihnen nicht guttun, kein schlechtes Gewissen; aber seien Sie sich ihrer negativen Auswirkungen bewusst, damit Sie diese bei Ihren Essensentscheidungen berücksichtigen können.

#6: Seien Sie vorbereitet

Viele Menschen ernähren sich ungesund, wenn sie gerade viel zu tun haben, im Stress oder auf dem Sprung sind. Natürlich brauchen wir Treibstoff für unseren Körper; doch wenn wir uns keine Gedanken über das Essen machen, greifen wir automatisch zu dem Lebensmittel, das gerade in Reichweite ist. Normalerweise ist das ein ungesundes Fertigprodukt mit geringem Nährwert.

Zählen Sie drei leicht transportierbare »gesunde Leckerbissen« auf:

1. ______________________

2. ______________________

3. ______________________

Kaufen Sie sich im nächsten Geschäft einige solcher Lebensmittel. Ein paar davon sollten Sie zu Hause aufbewahren, einige immer bei sich tragen und einige im Schreibtisch Ihres Büros deponieren.

#7: Ausreichende Flüssigkeitsaufnahme

Einem (von Werbefachleuten für Mineralwasser in die Welt gesetzten) Mythos zufolge sollten erwachsene Menschen jeden Tag acht Gläser Wasser trinken. Tatsächlich brauchen die meisten Menschen 2–3 Liter Flüssigkeit pro Tag; doch 20 Prozent davon können wir über unsere Nahrung und den Rest ebenso gut durch andere Getränke decken.

Fast alles, was wir tagsüber tun, erfordert Energie. Diese Energie erzeugt wiederum Wärme, die der Körper durch Schwitzen an die Umgebung abgibt. Auch durch Wasserlassen und Atmen verlieren wir Flüssigkeit. Schon eine leichte Dehydrierung kann negative Auswirkungen wie Erschöpfung und Schwindelgefühl haben.

Die meisten Menschen können ihrem Körper problemlos die nötige Flüssigkeit zuführen. Oft tun wir das aus purer Faulheit nicht. Stellen Sie gleich morgens eine große Flasche Wasser bereit und haben Sie den ganzen Tag über ein Glas oder einen Becher mit irgendeinem Getränk neben sich stehen.

Malen Sie einen Tag lang immer, wenn Sie ein Glas Flüssigkeit trinken, eine der unten abgebildeten Flaschen aus. Haben Sie genug getrunken?

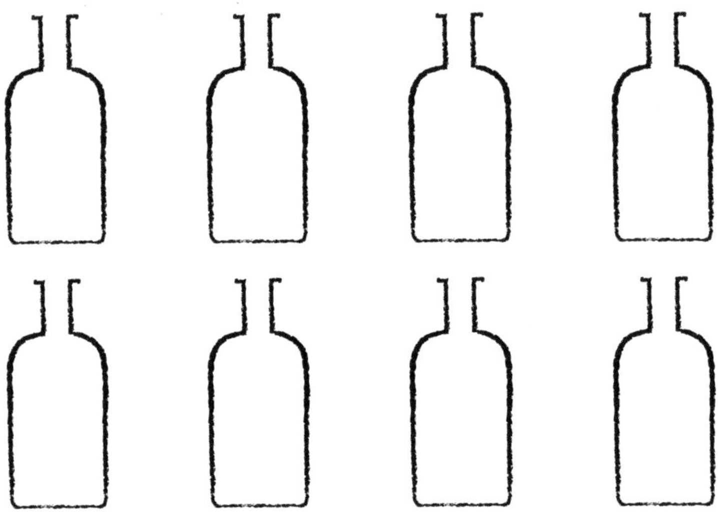

#8: Die beliebteste psychoaktive Droge

Haben Sie erraten, welche psychoaktive Droge am häufigsten konsumiert wird? Richtig: Koffein – in Kaffee, Tee, Schokolade oder Energydrinks. Koffein kann uns wach halten, das Durchhaltevermögen erhöhen und bestimmten Krankheiten vorbeugen, aber auch Schlafstörungen und Panikattacken verursachen.

Machen Sie sich einmal Gedanken über Ihren Koffeinkonsum:

Wie viele koffeinhaltige Getränke nehmen Sie pro Tag zu sich? _____

Trinken Sie sie aus Genuss oder nur aus Gewohnheit?
Achten Sie überhaupt auf den Geschmack?

____

____

Wie wirken solche Getränke auf Sie?

____

____

Um welche Uhrzeit können Sie sie spätestens trinken, ohne dass sie Ihren Schlaf stören? ______________________

Wann haben Sie zum letzten Mal mindestens zwei Tage lang auf solche Getränke verzichtet? ______________________

Wirken sie sich positiv oder negativ auf Ihre Selbstfürsorge aus? Inwiefern?

____

____

Um die obigen Fragen beantworten zu können, versuchen Sie einmal, eine Zeit lang auf Koffein zu verzichten und dann langsam wieder mit dem Koffeinkonsum zu beginnen, und zwar zu unterschiedlichen Uhrzeiten.

#9: Mehr Bewegung

Wir alle wissen, dass man sich bewegen sollte – und zwar mehr, als die meisten Menschen es tun. Zum Glück kann körperliche Aktivität schon in kleinen, über den Tag verteilten Dosen positiv auf unsere Gesundheit wirken: zum Beispiel einmal um den Büroparkplatz laufen, statt des Fahrstuhls öfter mal die Treppen nehmen oder eine Haltestelle früher aus dem Bus steigen und den Rest des Weges zu Fuß gehen.

Wie könnten Sie ein bisschen mehr Bewegung in Ihren Alltag einbauen? Überlegen Sie sich fünf Möglichkeiten dazu. Wichtig ist, dass diese Aktivitäten Ihnen Spaß machen, damit Sie sie auch langfristig durchhalten.

1.

2.

3.

4.

5.

#10: Abends richtig abschalten

Schlaf ist für eine gute Funktion von Körper und Geist sehr wichtig – und die meisten Menschen bekommen nicht annähernd genug davon. Ab und zu ein 20- oder 30-minütiges Schläfchen zu halten, kann helfen. Außerdem sollte man immer um die gleiche Zeit zu Bett gehen – am besten auch am Wochenende. Denn unregelmäßige Schlafgewohnheiten wirken sich negativ auf unsere Körperfunktion aus. Ein abendliches »Abschaltritual« erleichtert Ihnen das regelmäßige Zubettgehen und signalisiert Ihrem Körper, wann es Zeit zum Schlafen ist. Zum Beispiel: Geschirr spülen – aufräumen – elektronische Geräte abschalten – waschen, Zähne putzen – zehn Minuten lesen – schlafen.

Überlegen Sie sich ein Abschaltritual und probieren Sie es aus! Welche fünf Dinge wollen Sie in Zukunft vor dem Schlafengehen regelmäßig tun?

1.

2.

3.

4.

5.

#11: Arzttermine

Es gehört ebenfalls zur Selbstfürsorge, sich um seine Gesundheit zu kümmern: regelmäßig zum Arzt, Zahnarzt und zur Physiotherapie zu gehen, seine Medikamente und Verhütungsmittel einzunehmen, sich impfen und bei Problemen ärztlich oder psychologisch beraten zu lassen, nötige Vorsorgeuntersuchungen wahrzunehmen usw. Das macht zwar nicht viel Spaß, ist aber sehr wichtig.

Tragen Sie hier alle Untersuchungs- und Behandlungstermine ein, die Sie regelmäßig wahrnehmen sollten. Vereinbaren Sie Termine für anstehende Behandlungen oder Routineuntersuchungen, und vermerken Sie diese in Ihrem Kalender – dann wird Ihnen gleich viel wohler zumute sein!

Art der Untersuchung/Behandlung: _______________

Alle ___ Tage/Monate/Jahre

Nächster Termin: _______________________

Art der Untersuchung/Behandlung: _______________

Alle ___ Tage/Monate/Jahre

Nächster Termin: _______________________

Art der Untersuchung/Behandlung: _______________

Alle ___ Tage/Monate/Jahre

Nächster Termin: _______________________

Art der Untersuchung/Behandlung: _______________

Alle ___ Tage/Monate/Jahre

Nächster Termin: _______________________

Art der Untersuchung/Behandlung: _______________

Alle ___ Tage/Monate/Jahre

Nächster Termin: _______________________

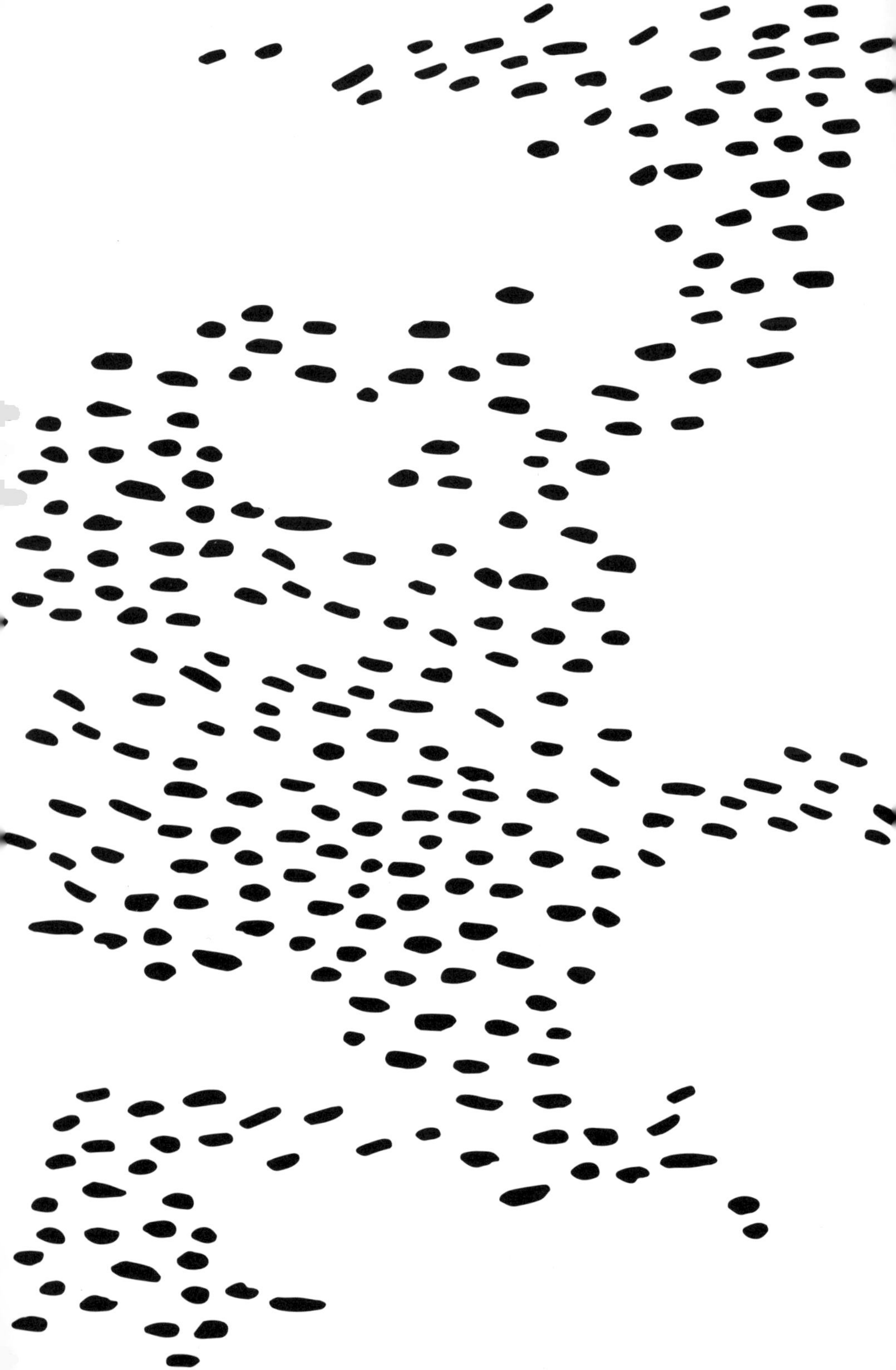

KAPITEL 2

Geist

Geist

Was sich in unserem Kopf alles abspielt, kann ziemlich kompliziert sein – gelinde ausgedrückt.

Unser Geist kann unser wertvollstes Gut sein und uns sehr weit bringen, wenn wir gut und liebevoll mit ihm umgehen. Doch allzu viele Menschen verrennen sich in negativen inneren Dialogen. Wenn wir uns in unseren Selbstgesprächen kritisieren, verurteilen oder gar quälen, führen wir einen ständigen Kampf gegen uns selbst.

Je liebevoller und mitfühlender wir uns behandeln, desto besser wird unser seelisches Befinden sein.

Was gibt es in diesem Kapitel zu entdecken?

In diesem Kapitel wollen wir uns mit unseren Gedanken befassen. Zunächst einmal sollen Sie sich eine Ruhepause von der ständigen Reizüberflutung unseres modernen Lebens gönnen (**#12** und **#13 Drei Minuten innehalten**).

Als Nächstes werden Sie sich von ein paar äußeren (**#14 Nachrichtenferien**) und inneren (**#15 Beschwerdefreier Tag**) negativen Einflüssen befreien. Wir neigen dazu, uns ständig über irgendetwas zu beklagen – sei es das Wetter, die Fahrt zur Arbeit oder den Chef. Die meisten Menschen konsumieren Medien (vor allem Nachrichten) ziemlich wahllos: Sie machen sich nicht bewusst, was für Informationen sie aufnehmen und wie diese sich sehr wahrscheinlich auf ihr Denken und Fühlen auswirken werden. Doch solche Medien zielen darauf, Aufmerksamkeit zu wecken; und da wir in erster Linie auf negative Dinge achten, haben Schreckensnachrichten einen stärkeren Einfluss auf unsere psychische und geistige Verfassung als neutrale oder positive Informationen. In **#16 Schreib es dir von der Seele!** werden Sie eine einfache Methode zur emotionalen Verarbeitung seelischer Belastungen kennenlernen.

Außerdem wollen wir unsere inneren Dialoge ein bisschen genauer unter die Lupe nehmen. Auch hier zeigt sich der Einfluss der Medien: Sie überfluten uns mit perfekten Selfies und großartigen Statusaktualisierungen, die uns dazu verleiten, unsere Innenwelt mit der äußeren Fassade unserer Mitmenschen zu vergleichen: Während wir genau wissen, was wir selbst denken und wie wir uns fühlen, sehen wir von anderen Menschen in den sozialen Medien nur digital überarbeitete Bilder eines perfekten Lebens und ahnen nicht, dass die meisten dieser Leute sich mit den gleichen Problemen herumschlagen wie wir. In **#17 Vergleicheritis** wollen wir überlegen, wie man solche negativen Vergleiche in etwas Positives wenden kann.

In **#18** und **#19** werden wir unseren inneren Kritiker und unsere negativen inneren Dialoge in einen Quell des Trostes verwandeln. Die meisten Menschen würden es nie wagen, einem Freund so harte Worte zu sagen wie sich selbst; doch mit etwas Übung können wir unsere inneren Dialoge ändern.

Nun haben wir viele negative Gedächtnisinhalte verarbeitet und in unserem Kopf Platz für etwas Neues geschaffen. Jetzt wollen wir in uns hineinhören. Leider nehmen wir uns nur selten Zeit, über unsere innersten Wünsche und Bedürfnisse nachzudenken. In **#20 Was brauchen Sie?** erhalten Sie Gelegenheit dazu.

In **#21 Dankbarkeitstagebuch** und **#22 Die kleinen Freuden des Lebens** schließlich werden wir unser Gehirn mit positiven Erlebnissen und Erinnerungen füttern, um gegen unseren Hang zu negativem Denken anzukämpfen.

Am Ende dieses Kapitels liegt ein gutes Stück Arbeit hinter Ihnen – Sie haben Ihre Denkweise verändert und sind nun bereit für das nächste wichtige Kapitel: Emotionen.

#12 Drei Minuten innehalten

Suchen Sie sich ein ruhiges Plätzchen und schließen Sie die Augen. Hören Sie drei Minuten lang in einer Haltung der Neugier und des Mitgefühls in sich hinein. Lassen Sie alles, was Sie dabei wahrnehmen – Atmung, Körper, Gedanken, Emotionen und physische Wahrnehmungen, wie Wolken an sich vorüberziehen. Fällen Sie kein Urteil darüber – seien Sie einfach nur da.

Schreiben Sie die Gedanken und Gefühle, die Ihnen dabei durch den Kopf gegangen sind, in diese Wolken hinein.

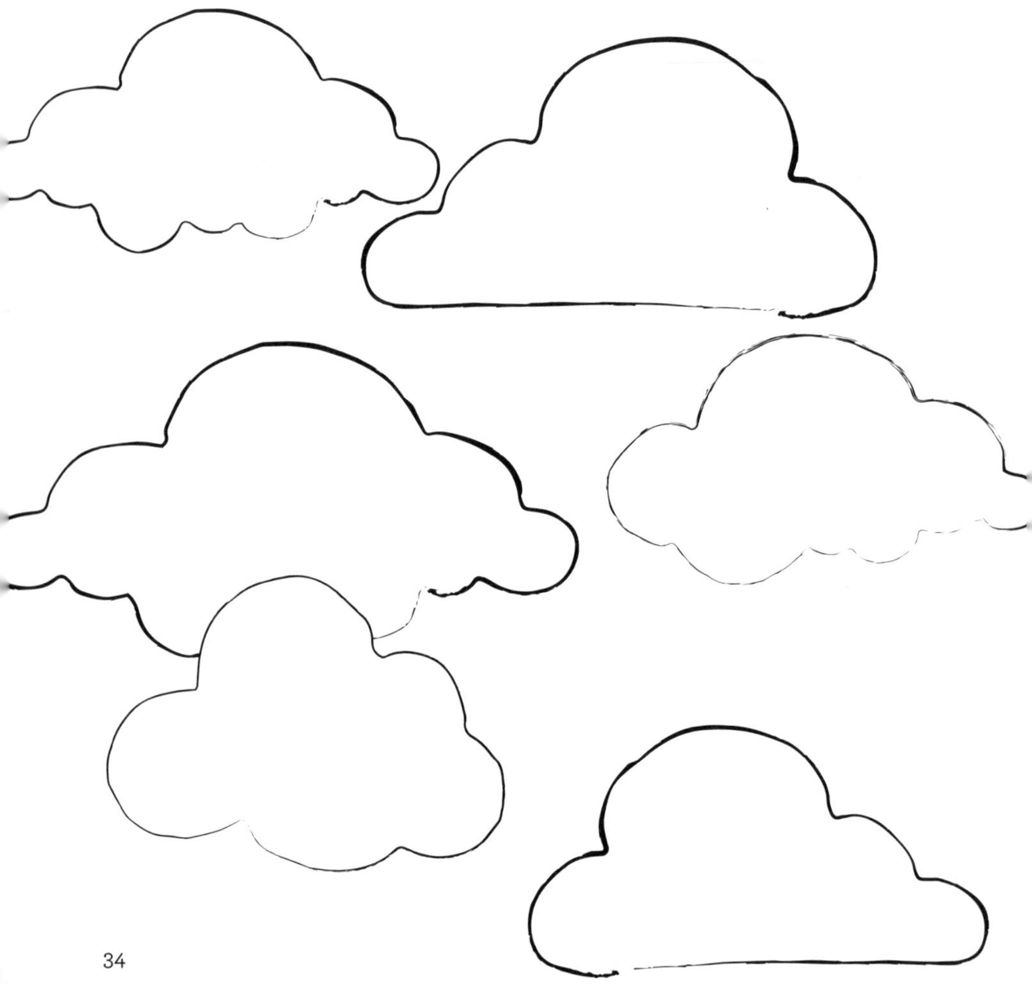

#13 »Drei Minuten innehalten«-Tag

Halten Sie heute alle drei bis vier Stunden drei Minuten lang inne (insgesamt viermal). Stellen Sie sich einen Wecker, um daran zu denken.

Beschreiben Sie in ein paar Worten, wie Sie sich während dieser vier kleinen Auszeiten gefühlt haben.

Uhrzeit - - - - - - - - - - - - -

Was ist mir dabei durch den Kopf gegangen?

Uhrzeit - - - - - - - - - - - - -

Was ist mir dabei durch den Kopf gegangen?

Uhrzeit - - - - - - - - - - - - -

Was ist mir dabei durch den Kopf gegangen?

Uhrzeit - - - - - - - - - - - - -

Was ist mir dabei durch den Kopf gegangen?

Sie brauchen das nicht unbedingt jeden Tag zu machen. Aber wenn Sie hin und wieder einen solchen »Kleine Auszeiten«-Tag einlegen, erfahren Sie eine Menge darüber, was in Ihrem Kopf vorgeht. Probieren Sie es einmal aus!

#14 Nachrichtenferien

Alles Negative wirkt auf unsere Aufmerksamkeit wie ein Magnet. Leider werden wir heutzutage 24 Stunden täglich mit Nachrichten berieselt – auch wenn es gar nichts Neues gibt. Wenn wir zu viele Nachrichten sehen oder hören, kann das Ängste und Aggressionen wecken und uns an kreativem, weniger oberflächlichem Denken hindern. Also gönnen Sie sich an diesem Wochenende »Nachrichtenferien«!

Was geht Ihnen beim Gedanken an ein Wochenende ohne Nachrichten durch den Kopf?

Wie könnten Sie die Zeit, in der Sie normalerweise Nachrichten schauen, hören oder lesen, für eine sinnvolle Sache nutzen, die Ihnen am Herzen liegt (z. B. einen Brief im Namen von Amnesty International schreiben oder ein Pflegepaket für einen Obdachlosen packen)?

Nach diesem Wochenende schreiben Sie in drei Worten auf, wie es sich angefühlt hat, zwei Tage ohne Nachrichten auszukommen.

#15 Beschwerdefreier Tag

Mit einer Beschwerde bringen wir zum Ausdruck, dass wir eine Situation für unbefriedigend oder inakzeptabel halten. In dieser Übung wollen wir uns von dieser negativen Einstellung befreien. Achten Sie einmal einen Tag lang auf Klagen oder Beschwerden, die Ihnen durch den Kopf gehen, und lassen Sie sie vorbeiziehen, ohne darüber zu sprechen!

Welche Klagen oder Beschwerden gehen Ihnen öfters im Kopf herum?

Gibt es wiederkehrende Themen?

Nachdem Sie sich bewusst gemacht haben, über welche negativen Dinge Sie sich immer wieder ärgern, überlegen Sie, was Sie dagegen tun könnten! Vielleicht genügt es auch schon, diese Dinge positiver zu sehen.

#16 Schreib es dir von der Seele!

Wenn man Probleme oder belastende Situationen zu Papier bringt, kann man sie leichter verarbeiten oder auflösen. Am wirksamsten scheint es zu sein, innerhalb einer Woche dreimal etwa 15 Minuten lang über dasselbe Thema zu schreiben. Sie brauchen diese Notizen nicht aufzubewahren; denn es geht nicht um die Aufzeichnungen selbst, sondern um den Verarbeitungsprozess.

Beschreiben Sie irgendein Problem oder eine Situation, die Sie belastet, auf einem Blatt Papier, für 15 Minuten. Tun Sie das in dieser Woche noch zweimal und beantworten Sie sich dann folgende Fragen:

Wie ging es Ihnen mit diesem Problem, bevor Sie es beschrieben haben?	Wie ging es Ihnen danach?

Tun Sie das mit allen Problemen, die Sie beschäftigen.

#17 Vergleicheritis

Die meisten Menschen haben die schreckliche Angewohnheit, sich mit anderen Menschen zu vergleichen – und das Schlimmste daran ist: Normalerweise vergleichen wir die eher trüben Vorstellungen von uns selbst mit den glänzenden, instagramgefilterten Fassaden unserer Mitmenschen. Kein Wunder, dass wir dabei ziemlich »alt« aussehen. Man kann Vergleiche aber auch als Inspirationsquelle nutzen!

Schreiben Sie die Namen von vier Menschen, die Sie bewundern, auf, und setzen Sie jeweils eine besondere Eigenschaft dieser Personen hinzu.

Person: ____________

Eigenschaft: ____________

Wie könnte ich diese Eigenschaft entwickeln?

____

____

____

Person: ____________

Eigenschaft: ____________

Wie könnte ich diese Eigenschaft entwickeln?

____

____

____

Person: ____________

Eigenschaft: ____________

Wie könnte ich diese Eigenschaft entwickeln?

____

____

____

Person: ____________

Eigenschaft: ____________

Wie könnte ich diese Eigenschaft entwickeln?

____

____

____

#18 Machen Sie Ihren inneren Kritiker zum Cheerleader!

Den meisten Menschen haben häufig negative innere Dialoge im Kopf. Diese Dialoge beeinträchtigen uns in unserer Fähigkeit zum Selbstmitgefühl. Deshalb wollen wir diesen »inneren Kritiker« (wie Psychologen ihn nennen) nun in jemanden verwandeln, der positiv denkt und sich für uns einsetzt.

Machen Sie die unten abgebildete Figur zu Ihrem inneren Cheerleader – einem guten Freund, der voll und ganz hinter Ihnen steht. Geben Sie ihm einen Namen, ein Geschlecht, ein Gesicht, einen Beruf, einen Charakter, Kleidungsstücke, ein Motto usw.

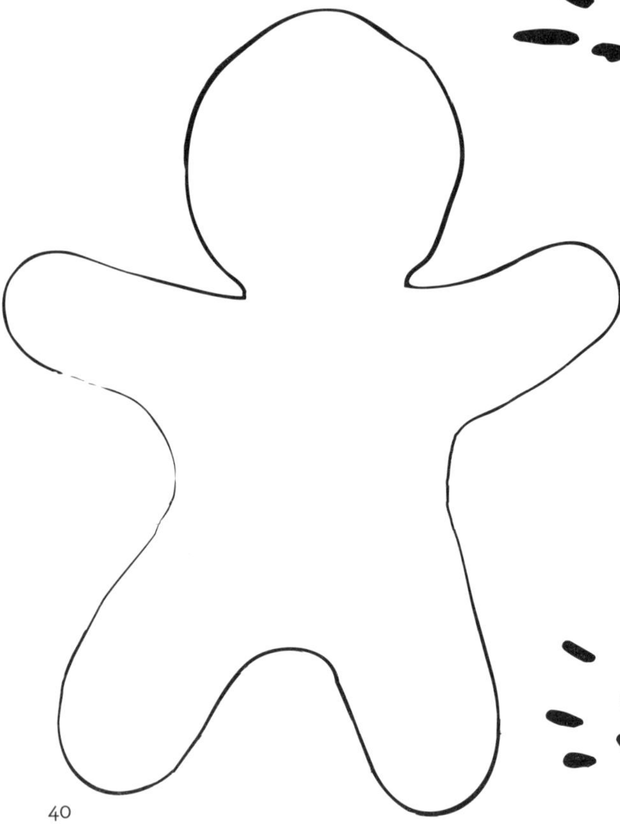

#19 Was sagt Ihr Cheerleader?

Angenommen, Ihr neuer Cheerleader hat Ihnen einen Brief geschrieben. Was würde darin stehen?

In welcher Beziehung steht er zu Ihnen? Was könnte er Ihnen zu sagen haben? Wie würde er Ihnen sein Mitgefühl zum Ausdruck bringen? Seine Akzeptanz? Seine vorurteilsfreie Einstellung? Was würde er zu den Problemen sagen, mit denen Sie sich gerade herumschlagen?

Liebe(r) ____________________

#20 Was brauchen Sie?

Nachdem Sie im letzten Kapitel Ihren Körper gefragt haben, was er braucht, sollen Sie dieselbe Frage nun Ihrem Geist stellen. Sie können zum Beispiel mit Ihrem Spiegelbild reden (fühlt sich ein wenig komisch an, funktioniert aber ganz gut) oder Ihre Antworten aufschreiben. Lassen Sie sich bei jeder Frage ein bisschen Zeit zum Nachdenken, und bringen Sie die Antworten, die Ihnen einfallen, unzensiert zu Papier! Sie stimmen vielleicht nicht unbedingt immer, können Ihnen aber Erkenntnisse darüber liefern, wie Sie sich momentan fühlen.

Sie können sich zum Beispiel folgende Fragen stellen:

In welchen Bereichen meines Lebens kümmere ich mich nicht gut genug um mich selbst?

Was will ich?

Was brauche ich?

Wonach sehne ich mich?

Was würde mir jetzt im Augenblick Freude machen?

Was würde mir Frieden bringen?

Was fühlt sich an meinem Leben positiv an?

Was gibt mir ein gutes Gefühl?

Welche Gefühle hätte ich gerne öfter?

Schreiben Sie Ihre eigenen Fragen dazu:

#21 Dankbarkeitstagebuch

Suchen Sie sich ein hübsches Schraub- oder Einmachglas (das Sie gerne auch dekorieren dürfen). Immer wenn in Ihrem Leben etwas Schönes oder Wunderbares passiert, notieren Sie es sich in ein paar Stichworten (sodass Sie sich hinterher noch daran erinnern können) und werfen Sie den Zettel in dieses Glas. Schreiben Sie alle großen oder kleinen Freuden Ihres Alltags auf: von einem schönen sonnigen Tag bis zu einem netten Abend mit Freunden.

Holen Sie an schweren Tagen einen (oder mehrere) Zettel aus dem Glas, lesen Sie sie und denken Sie daran, dass das Leben auch positive Seiten hat.

#22 Die kleinen Freuden des Lebens

Erstellen Sie eine Liste von 20 kleinen Dingen, die Ihnen Freude machen. Immer wenn Sie einen »Durchhänger« haben, nehmen Sie die Liste zur Hand, wählen einen Ihrer kleinen Freudenbringer aus und beschäftigen sich damit.

1.	11.
2.	12.
3.	13.
4.	14.
5.	15.
6.	16.
7.	17.
8.	18.
9.	19.
10.	20.

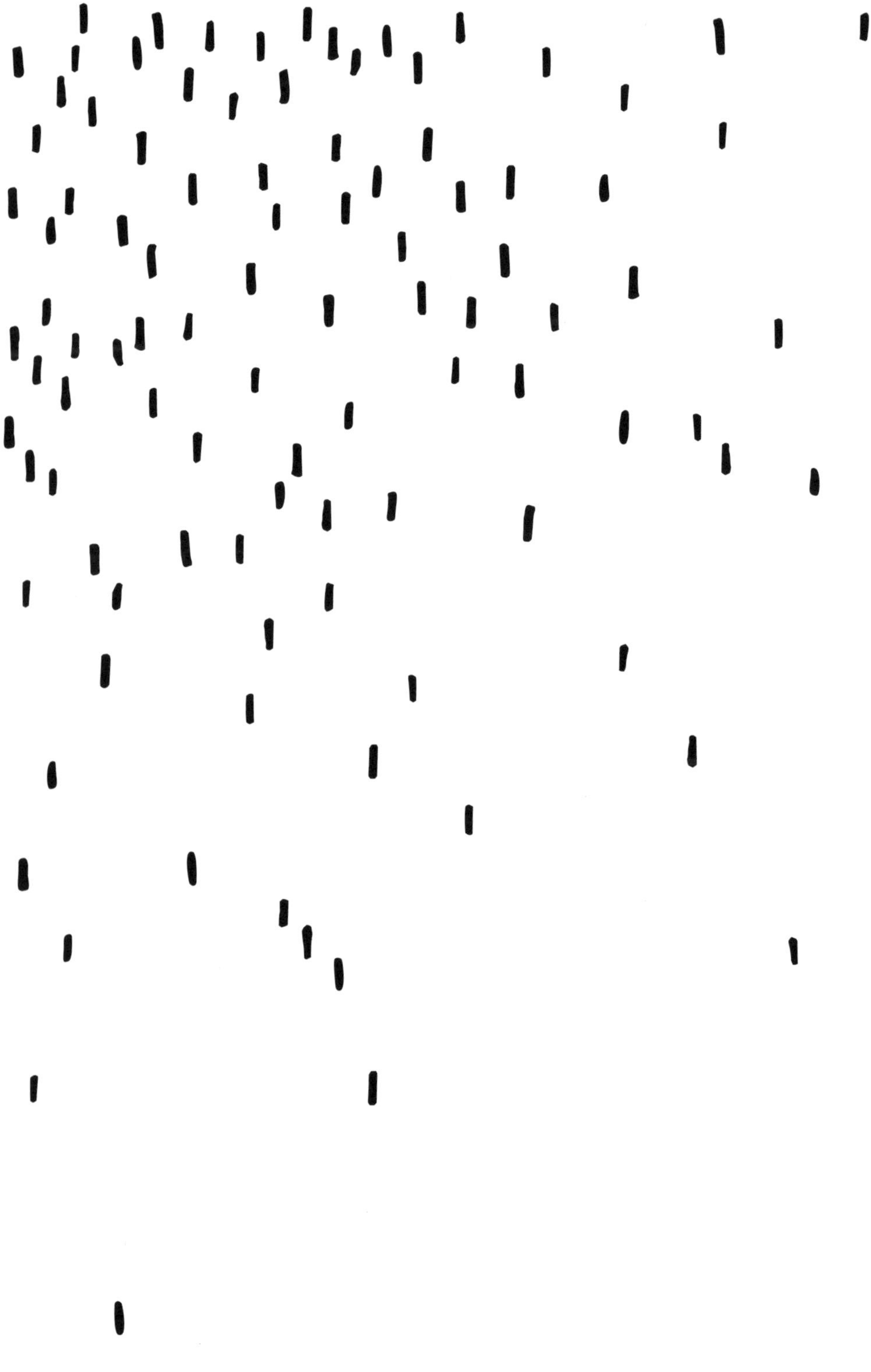

KAPITEL 3

Emotionen

Emotionen

Gefühle sind nicht immer leicht zu ertragen. Da wir uns normalerweise sehr stark mit unseren Emotionen identifizieren, ist es oft schwierig, zwischen unserem »Ich« und dem, was wir gerade empfinden, zu trennen. Nur allzu leicht vergessen wir, dass wir unsere Gefühle beeinflussen und verändern können.

In unserer Kultur gibt es Situationen, in denen wir das Gefühl haben, unsere Emotionen zeigen zu dürfen, aber auch Situationen, in denen man sie lieber verbergen sollte. Am ersten Schultag unseres Kindes sind wir vielleicht stolz oder gar zu Tränen gerührt; die gleichen Gefühle am ersten Arbeitstag unseres Partners zu zeigen, wäre unangebracht. Auch der Ausdruck von Emotionen unterscheidet sich von Kultur zu Kultur: So gilt es zum Beispiel als völlig normal, bei Beerdigungen auf Sardinien ein lautes, kummervolles Geheul (»Ululation«) von sich zu geben; in einem Krematorium in einer Londoner Vorstadt wäre so etwas dagegen völlig deplatziert.

Was gibt es in diesem Kapitel zu entdecken?

In diesem Kapitel wollen wir uns mit verschiedenen Gefühlen befassen. Wir überlegen, wie man mit schwierigen Emotionen umgeht und mehr positive Gefühle entwickelt. Einige dieser Übungen werden Ihnen vielleicht schwerfallen; machen Sie sie in kleinen Portionen oder experimentieren Sie mit Ideen aus anderen Kapiteln.

Zunächst wollen wir Ihren Gefühlswortschatz aufbauen: In **#23 Emotionen in allen Nuancen** werden Sie Ihre Gefühle in Kategorien einordnen. Emotionen sind oft schwer zu beschreiben; je treffendere Worte wir dafür finden, desto besser können wir darauf reagieren. So entwickelt man emotionale Intelligenz!

Mit diesem erweiterten Wortschatz werden Sie Ihren Emotionen in **#24 Gefühle einfach spüren** vorurteilsfrei begegnen, statt sie verdrängen oder verändern zu wollen. Akzeptanz bedeutet nicht, dass man unangenehme Gefühle schön finden muss; aber man sollte seine Energie nicht darauf verschwenden, solche Emotionen vermeiden, unterdrücken oder loswerden zu wollen. Schließen Sie

Frieden damit, und nutzen Sie Ihre Zeit und Energie, Ihr Leben so zu gestalten, dass es Ihren Wünschen und Wertvorstellungen entspricht.

In **#25 Auslöser negativer Emotionen** erfahren Sie, in welchen Situationen Sie aufgrund persönlicher Assoziationen überreagieren. Zwei Menschen können mit sehr unterschiedlichen Gefühlen auf ein und dieselbe Situation reagieren! Wenn Sie solchen Auslösern auf den Grund gehen, können Sie besser voraussehen, wie Sie sich in zukünftigen Situationen wahrscheinlich verhalten werden – freilich nur dann, wenn Sie in Ihre gewohnten Muster verfallen. Man kann sich aber bewusst für andere Reaktionen entscheiden!

In **#26 Schamgefühle loslassen** und **#27 Bringen Sie Ihr Geheimnis ans Tageslicht** wollen wir uns mit dem Thema Scham- und Schuldgefühle befassen. Unter Schuldgefühlen leidet man, wenn man glaubt, dass das eigene Verhalten bestimmte Idealvorstellungen nicht erfüllt hat (»Tut mir leid, ich habe einen Fehler gemacht«). Scham dagegen empfindet man, wenn man meint, bestimmten Idealvorstellungen nicht gerecht zu werden (»Tut mir leid, ich *bin* ein Fehler«).

Wenn wir diesen wichtigen Unterschied kennen, können wir differenzierter mit Scham- und Schuldgefühlen umgehen. Bei Schuldgefühlen sollten wir uns bewusst machen, dass unser Handeln nicht mit unserem Ich – dem Kern unserer Persönlichkeit – identisch ist. Bei Schamgefühlen dagegen ist es gerade unser Ich, unsere Identität, mit der »etwas nicht stimmt«: Im Grunde empfinden wir uns als nicht liebenswert. Solche Menschen behandeln andere Leute normalerweise liebevoller und mitfühlender als sich selbst und legen an ihr eigenes Verhalten besonders hohe Maßstäbe an. Statt sich zu verzeihen, halten sie krampfhaft an ihren Schuldgefühlen fest, als handle es sich um ein sündiges Geheimnis. In **#28 Haben Sie Mitgefühl mit sich** werden Sie ein persönliches Selbstvergebungsritual entwickeln, um sich von Scham- und Schuldgefühlen zu befreien.

Nach diesem Verarbeitungsprozess geht es mit positiveren Gefühlen weiter. In **#29 Anspruchslose Vergnügungen** und **#30 Lach-Liste** werden Sie sich ein paar Seelentröster für traurige Tage zurechtlegen; und in **#31** sollen Sie lächeln üben. In **#32 In glücklichen Erinnerungen schwelgen** werden Sie sich die Gefühle, die Sie in einem besonders schönen Augenblick Ihres Lebens hatten, ins Gedächtnis zurückrufen, um sie noch einmal neu zu durchleben. Und in **#33 Weise Worte** schließlich können Sie von anderen Menschen lernen, wie man liebevoll mit sich selbst umgeht oder sich positive Gefühle verschafft, und dieses Kapitel in einem Zustand der Euphorie abschließen.

#23 Emotionen in allen Nuancen

Bestimmte Emotionen sind den meisten Menschen vertraut. Freude, Traurigkeit, Wut, Erstaunen, Angst und Abscheu findet man zum Beispiel in fast allen Kulturen. Doch es gibt auch komplexere Gemütsregungen, deren Nuancen wir nicht immer erfassen. Wenn wir unsere Gefühle richtig einordnen, können wir besser damit umgehen.

Lesen Sie die unten stehende Liste verschiedener Gefühle durch. Setzen Sie in den nächsten drei Tagen bei der jeweiligen Empfindung ein Kreuz in das entsprechende Kästchen.

☐ Zurückhaltend	☐ Ruhig	☐ Erfreut
☐ Bewundernd	☐ Nervös	☐ Peinlich berührt
☐ Eifersüchtig	☐ Schlechtes Gewissen	☐ Entschlossen
☐ Verwundert	☐ Besorgt	☐ Energiegeladen
☐ Kritisch	☐ Konkurrierend	☐ Begeistert
☐ Belustigt	☐ Erschöpft	☐ Euphorisch
☐ Verächtlich	☐ Zuversichtlich	☐ Bedauernd
☐ Beklommen	☐ Reumütig	☐ Aufgeregt
☐ Betrübt	☐ Zufrieden	☐ Frei
☐ Skeptisch	☐ Pessimistisch	☐ Dankbar
☐ Kühn	☐ Kreativ	☐ Glücklich
☐ Tapfer	☐ Entschieden	☐ Ängstlich

☐ Hoffnungsvoll	☐ Optimistisch	☐ Unglücklich
☐ Empört	☐ Entsetzt	☐ Befriedigt
☐ Angespannt	☐ Friedlich	☐ Geborgen
☐ Freudig	☐ Ärgerlich	☐ Verständnisvoll
☐ Gütig	☐ Verspielt	☐ Angewidert
☐ Verbittert	☐ Stolz	☐ Stark
☐ Liebevoll	☐ Neidisch	☐ Sprachlos
☐ Als Glückspilz	☐ Widerspenstig	☐ Überrascht
☐ Erschüttert	☐ Erleichtert	☐ Überwältigt
☐ Beschämt	☐ Sicher	☐ Verletzlich

Nach drei Tagen schauen Sie nach, welche Emotionen Sie am häufigsten angekreuzt haben.

Was hat Sie daran überrascht? Und was nicht?

#24 Gefühle einfach spüren

Setzen Sie sich an ein ruhiges Plätzchen und schließen Sie die Augen. Machen Sie sich klar, dass diese Übung schwierig für Sie sein könnte. Ihre positiven Auswirkungen zeigen sich erst nach einiger Zeit.

Mit welchem negativen Gefühl hatten Sie kürzlich zu kämpfen? Vergegenwärtigen Sie sich dieses Gefühl und betrachten Sie es in einer Haltung mitfühlender Neugier.

1. Stellen Sie sich Fragen zu diesem Gefühl. Warum bereitet es Ihnen Probleme? Liegt es daran, dass Sie es negativ beurteilen oder in eine bestimmte Schublade stecken? Oder versuchen Sie, es zu ignorieren oder durch ein anderes zu ersetzen? Machen Sie sich wegen dieses Gefühls Vorwürfe? Wie wirkt Ihr innerer Widerstand sich gegen dieses Gefühl auf Sie aus?

2. Lassen Sie das Gefühl auf sich wirken: Sitzen Sie einfach mit geschlossenen Augen da und konzentrieren Sie sich vorurteilsfrei darauf. Wie würden Sie es beschreiben? Was für körperliche Empfindungen weckt es in Ihnen? Wo spüren Sie es? Schnürt es Ihnen die Kehle zu? Haben Sie dabei ein flaues Gefühl im Magen? Mit welchen Erinnerungen oder Emotionen aus anderen Situationen geht es einher? Welche Gedanken gehen Ihnen dabei durch den Kopf?

3. Konzentrieren Sie sich intensiv auf das Gefühl, ohne es in Worte fassen zu wollen. Spüren Sie es nur. Stellen Sie sich vor, Sie sind ein glatter Felsblock in einem Fluss, und Emotionen fließen über Sie hinweg wie Wasser. An manchen Stellen ist das Wasser trüb; aber es wird sich klären. Erkennen und akzeptieren Sie Ihre Gefühle. Lassen Sie sie durch sich hindurchströmen wie Wellen durch das Wasser.

#25 Auslöser negativer Emotionen

Nicht immer können wir unsere Gefühle einfach »aussitzen« wie in #24. Manchmal werden wir von heftigen Emotionen überwältigt, die in keinem Verhältnis zur auslösenden Situation stehen: Wir werden »getriggert«. Egal wer oder was dahintersteckt – wir müssen diese Trigger erkennen und uns überlegen, wie wir mit den Gefühlen, die sie in uns auslösen, umgehen sollen.

In welchen Situationen werden Sie am häufigsten »getriggert«?

Durch welche Menschen?

Was haben diese Menschen und Situationen miteinander gemeinsam?

Gibt es bestimmte Themen?

Sobald Sie die Themen gefunden haben, die sich wie ein roter Faden durch solche Situationen hindurchziehen, spüren Sie den Gefühlen nach, die diese Themen in Ihnen wecken (#24), und verzeihen Sie sich (#28).

#26 Schamgefühle loslassen

Wenn wir uns schämen, haben wir das Gefühl, dass mit uns irgendetwas »nicht stimmt«. Wir glauben, nicht hart genug, nicht gut genug, nicht intelligent genug usw. zu sein. Es ist schwierig, mit diesem ständigen Schamgefühl zu leben, weil wir es am liebsten vor allen Menschen verbergen möchten.

Lindern Sie Ihr Schamgefühl, indem Sie Ihr Geheimnis offen eingestehen. Beschreiben Sie es hier:

Gibt es auch alternative Versionen der Fakten? Unterstreichen Sie die Botschaften und Erwartungen in Ihrer Geschichte in einer anderen Farbe, und schreiben Sie Anmerkungen dazu, als sprächen Sie mit einer guten Freundin. Inwiefern könnte diese Freundin die Situation anders sehen als Sie?

Was müssen Sie sich an dieser Situation verzeihen? Sprechen Sie es laut vor sich hin:

»So was kann jedem passieren. Du bist schließlich nur ein Mensch.«

Unterschreiben Sie mit Ihrem Namen: ______________

#27 Bringen Sie Ihr Geheimnis ans Tageslicht

Paradoxerweise möchten wir Dinge, für die wir uns schämen, unbedingt geheim halten, obwohl man sich am besten von Schamgefühlen befreien kann, indem man einem nahestehenden Menschen davon erzählt: Er kann das Geschehen in die richtige Perspektive rücken, Mitgefühl zeigen und Ihnen vor Augen halten, dass jeder Mensch Fehler macht. Trotzdem haben wir furchtbare Angst vor diesem Geständnis!

Gibt es jemanden, der Sie nicht *trotz* Ihrer Fehler und Schwächen, sondern gerade *deshalb* liebt? Wie wäre es, wenn Sie ihm Ihr beschämendes Geheimnis anvertrauen würden?

Was macht Ihnen an diesem Gedanken Angst?

Was könnte schlimmstenfalls passieren? Wie wahrscheinlich ist das?

Wie würden Sie im umgekehrten Fall auf so ein Geständnis reagieren?

Vertrauen Sie diesem Freund Ihre »Schande« ruhig an!

Erklären Sie ihm vorher, das es Ihnen schwerfällt, darüber zu sprechen – und warum Sie es trotzdem tun.

#28 Haben Sie Mitgefühl mit sich

Selbstmitgefühl bedeutet, auch in Situationen, in denen wir uns unzulänglich oder als Versager fühlen oder unglücklich sind, liebevoll mit uns umzugehen: zum Beispiel, indem wir uns unsere Fehler verzeihen.

Entwickeln Sie ein Selbstverzeihungsritual, um sich – und vor allem Ihrem Unterbewusstsein (dem primitiven »Reptilienhirn«, das auf solche Signale reagiert) – zu zeigen, dass Sie sich vergeben. Beschreiben Sie dieses Ritual hier und führen Sie es dann in aller Feierlichkeit durch. Dabei können Sie sich am unten stehenden Vorschlag orientieren oder sich ein eigenes Ritual ausdenken – je nachdem, was Ihnen am meisten hilft!

Nehmen Sie ein Blatt Papier zur Hand, und kleiden Sie die Schuld- und Schamgefühle, die Sie wegen irgendeiner Sache quälen, in Worte. Wenn Sie möchten, können Sie dazu ein besonders schönes Papier oder Schreibutensil verwenden. Als Nächstes erklären Sie schriftlich, dass Sie sich diesen Fehler verzeihen, führen Ihre Zeremonie durch, verbrennen das Papier und stellen sich dabei vor, wie Sie sich von Ihrem Schamgefühl befreien. Sobald das Papier zu Asche zerfallen ist, bestätigen Sie sich noch einmal, dass Ihnen verziehen wurde.

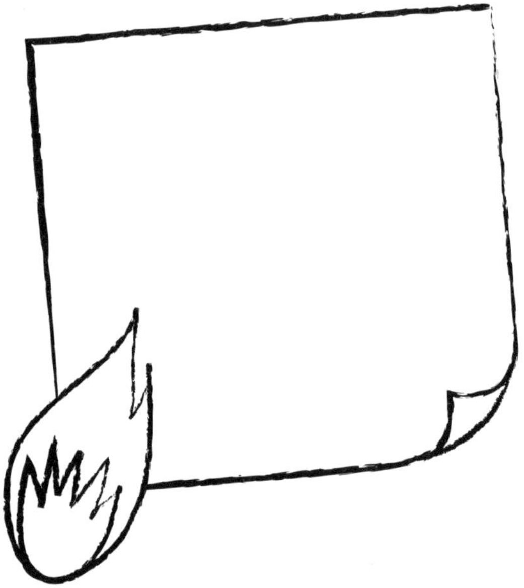

#29 Anspruchslose Vergnügungen

Man muss sich ab und zu mit anspruchslosen Dingen beschäftigen. Wer zieht sich nicht gerne mal eine banale Fernsehserie oder den neuesten Kinohit rein? Wenn man müde oder niedergeschlagen ist, wirkt es manchmal Wunder, sich irgendetwas anzuschauen, das man schon kennt: Ich zum Beispiel habe *Buffy, die Vampirjägerin* schon zigmal gesehen!

Erstellen Sie eine Liste von zehn »anspruchslosen Vergnügungen«, und hören Sie auf, ein schlechtes Gewissen zu haben, wenn Sie sich solch banale kleine Freuden gönnen, wenn man ein bisschen Auftrieb braucht:

1. ____________________
2. ____________________
3. ____________________
4. ____________________
5. ____________________
6. ____________________
7. ____________________
8. ____________________
9. ____________________
10. ____________________

#30 Lach-Liste

Dass Lachen guttut, versteht sich eigentlich von selbst. Doch nicht alle positiven Wirkungen des Lachens sind allgemein bekannt: Zum Beispiel weiß kaum jemand, dass es das Immunsystem stärkt und die Durchblutung anregt. Leider vergessen wir das Lachen nur allzu oft und nehmen das Leben viel zu ernst. Solche Menschen neigen zu innerer Anspannung und machen sich ständig Sorgen.

Notieren Sie zehn Dinge, die Sie zum Lachen bringen. Das können Comics, Comedy-Shows oder Sitcoms sein, Menschen, die Sie besonders witzig finden. Widmen Sie sich heute fünf Minuten lang einem dieser Dinge oder Menschen.

1. ______________________________
2. ______________________________
3. ______________________________
4. ______________________________
5. ______________________________
6. ______________________________
7. ______________________________
8. ______________________________
9. ______________________________
10. ______________________________

#31 Lächeln

So komisch es klingen mag: Unser Gesichtsausdruck kann unsere Stimmung beeinflussen.

Wir lächeln, wenn wir glücklich sind – aber auch umgekehrt wird ein Schuh draus: Wenn wir lächeln, interpretiert unser Gehirn das als Zeichen für Glück – und dann geht es uns tatsächlich gleich ein bisschen besser. Das ist die Facial-Feedback-Hypothese.

Lächeln Sie heute ruhig mal etwas öfter, auch wenn Ihnen nicht danach zumute ist. Zeichnen Sie ein lächelndes Selbstporträt in diesen Spiegel hinein! Das wird Sie automatisch zum Lächeln oder Lachen bringen.

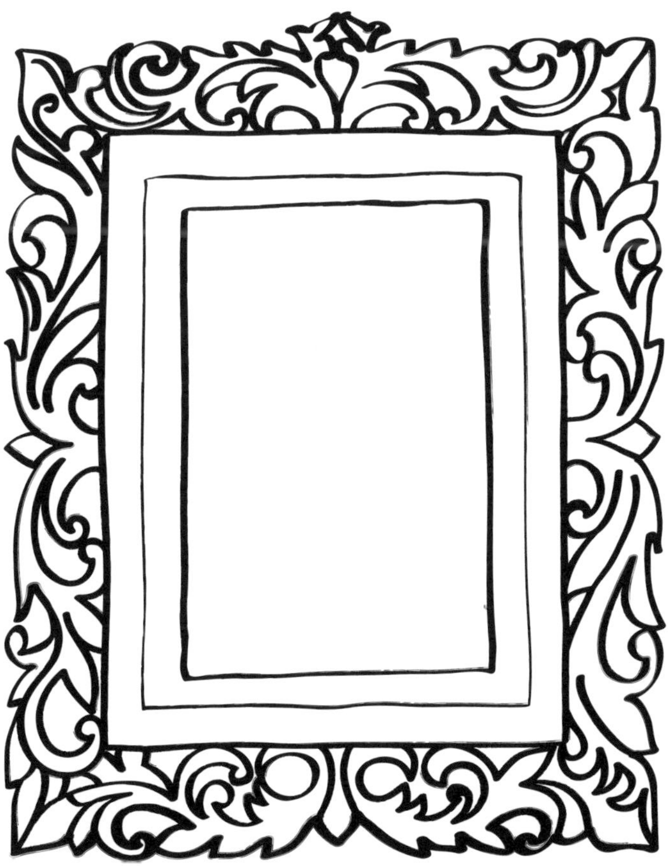

#32 In glücklichen Erinnerungen schwelgen

Erinnerungen beeinflussen uns sehr stark. Wenn wir an ein besonderes Erlebnis zurückdenken, können wir ein paar der damit verbundenen Emotionen neu durchleben. In # 26 haben wir uns ein Erlebnis vergegenwärtigt, für das wir uns schämen. Das Gleiche kann man auch mit glücklichen Erinnerungen tun.

Beschreiben Sie eine mit freudigen Gefühlen verbundene Erinnerung so genau wie möglich, beziehen Sie dabei alle fünf Sinne ein. Wenn Sie das nächste Mal niedergeschlagen sind, lesen Sie sich diese Beschreibung durch.

#33 Weise Worte

Manchmal muss man sich von anderen Menschen inspirieren lassen. Hier ein paar meiner Lieblingszitate, in denen es um Selbstfürsorge geht oder die mich aus anderen Gründen besonders stark berühren:

Versprich mir, nie zu vergessen: Du bist tapferer, als du glaubst, stärker, als es scheint, und klüger, als du denkst.

A.A. Milne

Selbstfürsorge hat nichts mit Egoismus zu tun. Aus einer leeren Schüssel kann man niemandem etwas servieren.

Eleanor Brown

Wenn dein Mitgefühl nicht auch dich selbst einschließt, ist es unvollkommen.

Jack Kornfield

Meine Mission – sollte ich mich dazu entschließen, sie anzunehmen – besteht darin, Frieden mit mir zu schließen, und zwar genau so, wie ich bin. Auf meine Gedanken, mein Aussehen, meine Begabungen und Schwächen stolz zu sein und mir nicht ständig Gedanken darüber zu machen, dass man mich so, wie ich bin, nicht lieben kann.

Anaïs Nin

Suchen Sie nach Zitaten, die positive Gefühle in Ihnen wecken. Welche Aussprüche berühmter Persönlichkeiten inspirieren Sie oder bauen Sie auf? Welche machen Sie glücklich oder dankbar, erfüllen Sie mit Erstaunen, Vertrauen, Akzeptanz oder dem Gefühl, geliebt zu werden?

KAPITEL 4

Beziehungen

Beziehungen

Wissenschaftlichen Untersuchungen zufolge gehören Beziehungen zu den besten Glücksprädiktoren, die es gibt. Starke Beziehungen zu anderen Menschen können das Leben verlängern, das Risiko für gesundheitliche Probleme senken und das seelische Wohlbefinden erhöhen. Dabei ist die Qualität solcher Beziehungen wichtiger als die Quantität. In einer wirklich guten Beziehung unterstützt man sich gegenseitig, teilt einander seine Erlebnisse und positiven Emotionen mit und unternimmt immer wieder etwas zusammen. In so einer Beziehung kann man sich verletzlich zeigen und findet stets ein offenes Ohr.

Wie gesagt: Wir haben viele Rechtfertigungen dafür, uns nicht gut genug um uns selbst zu kümmern. Eine davon sind unsere Mitmenschen: Wir glauben, keine Zeit für Selbstfürsorge zu haben, weil wir uns um andere Menschen kümmern müssen und diese an erster Stelle kommen. Wenn das auch auf Sie zutrifft, sollten Sie vielleicht zuerst das Kapitel zum Thema »Zeit« lesen. Zwischen diesem Kapitel und dem Kapitel »Beziehungen« bestehen starke Synergien; denn um genügend Zeit und Spielraum für Selbstfürsorge zu haben, müssen wir uns von unseren Mitmenschen abgrenzen.

Was Sie aus diesem Kapitel für Erkenntnisse ziehen werden, hängt vor allem von Ihrem Persönlichkeitstyp ab. Wenn Sie sehr extrovertiert sind, werden Sie sich wahrscheinlich von Natur aus zu anderen Menschen hingezogen fühlen, und mit ihnen zusammen zu sein, wird Ihnen Erfüllung und Befriedigung schenken. Aber manchmal braucht man Zeit für sich selbst! Sind Sie dagegen eher introvertiert, möchten Sie wahrscheinlich gerne öfters für sich sein; doch hin und wieder haben auch Sie ein Bedürfnis nach Kontakt mit anderen Menschen – auch wenn Sie diese wahrscheinlich lieber unter vier Augen treffen als in einer Gruppe.

Was gibt es in diesem Kapitel zu entdecken?

Zunächst einmal sollen Sie herausfinden, ob Sie eher introvertiert oder extrovertiert sind **(#34 Introvertiert oder extrovertiert?),** und sich die positiven Beziehungen in Ihrem Leben bewusst machen (**#35 Wer liebt dich, Baby**?). Als Nächstes geht es darum, wie verschiedene Menschen auf Sie wirken (**#36 Energieschlucker und Energiespender**; **#37 Freundschaftsbilanz** und **#38 An welchen Menschen haben Sie Freude**?). Außerdem werden wir ein paar negative Einflüsse aus Ihrem Leben beseitigen (**#39**).

In **#40** werden Sie Ihre Beziehung zu einem Menschen vertiefen und in **#41** und **#42** herausfinden, wie der Umgang mit anderen Menschen und das Alleinsein sich auf Ihre Stimmung auswirken. Mithilfe dieser Übungen sollen Sie lernen, Ihre Beziehungen zu anderen Menschen bewusster zu gestalten.

Außerdem wollen wir uns überlegen, wie man um Hilfe bittet (**#43**) und anderen Menschen hilft (**#44**) und warum beides wichtig ist.

Und schließlich werden Sie sich jemanden suchen, der Sie auf Ihrem Weg zu mehr Selbstfürsorge unterstützen kann. Diese Person soll darauf achten, dass Sie tatsächlich ab und zu innehalten und sich auf sich selbst besinnen (**#45 Eine Unterstützungsperson suchen**).

Denken Sie daran: Wenn Sie von zu vielem Zusammensein mit anderen Menschen müde und ausgelaugt sind, sollten Sie sich Zeit für sich selbst nehmen. Wenn Sie dagegen in letzter Zeit fast wie ein Einsiedler gelebt haben, ist es an der Zeit, die Nähe zu anderen Menschen zu suchen. Man sollte sich stets um einen goldenen Mittelweg zwischen zu viel Betriebsamkeit und zu großer Einsamkeit bemühen.

#34 Introvertiert oder extrovertiert?

Manche Menschen finden das Zusammensein mit anderen spannend und schöpfen neue Energie daraus. Zu vieles Alleinsein empfinden sie eher als stressig. Andere Menschen brauchen dagegen öfters Phasen der Ruhe und Selbstbesinnung.

Wir alle bewegen uns ständig zwischen den Polen »introvertiert« und »extrovertiert« hin und her, doch manche Menschen befinden sich näher am einen, andere näher am anderen Pol. Wie ist das bei Ihnen: Sind Sie eher extrovertiert oder introvertiert? Wann verändert sich das?

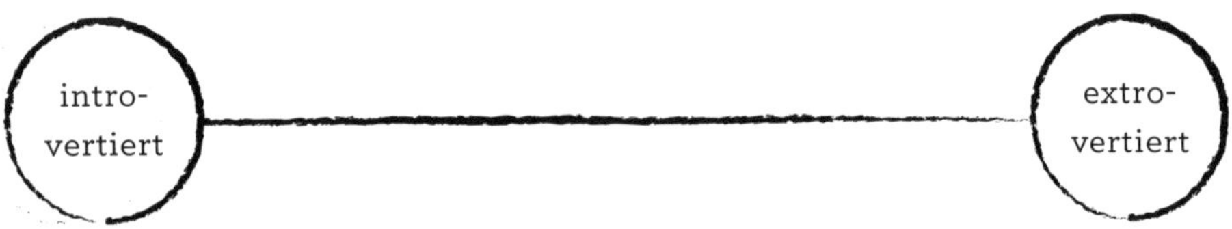

Zeichen für Introvertiertheit

+ Sie können Ihre Batterien am besten aufladen, wenn Sie allein sind
+ Sie haben ab und zu das Bedürfnis, sich von anderen Menschen fernzuhalten
+ Sie bevorzugen eine ruhige, private Atmosphäre
+ Sie sind lieber unter vier Augen mit anderen Menschen zusammen

Zeichen für Extrovertiertheit

+ Sie können Ihre Batterien am besten wieder aufladen, wenn Sie mit anderen Menschen zusammen sind
+ Wenn Sie allein sind, suchen Sie nach Gesellschaft
+ Sie fühlen sich am wohlsten unter vielen Menschen und brauchen eine Umgebung mit möglichst vielen Reizen
+ Sie sind lieber mit großen Gruppen von Menschen zusammen

#35 Wer liebt dich, Baby?

Erstellen Sie eine Liste von mindestens fünf Menschen, denen Sie am Herzen liegen, und schreiben Sie dazu, was diese in letzter Zeit für Sie getan haben. Das können wichtige oder auch ganz banale Dinge sein: Vielleicht hat Ihnen jemand beim Umzug geholfen, Ihnen einen Stift geliehen oder einfach nur eine E-Mail geschrieben, um hallo zu sagen.

1.

2.

3.

4.

5.

Nehmen Sie sich ein paar Minuten Zeit, um in Dankbarkeit an jede dieser fünf Personen zu denken. Welche Rolle spielen sie in Ihrem Leben? Gewöhnen Sie sich an, darauf zu achten, welchen Beitrag andere Menschen zu Ihrem Leben leisten. Halten Sie sich vor Augen, dass Sie zu einem großen Netzwerk menschlicher Wesen gehören.

Sie sind nicht allein.

#36 Energieschlucker und Energiespender

Mit welchen Menschen sind Sie am häufigsten zusammen? Einem berühmten Ausspruch von Jim Rohn zufolge sind Sie der Durchschnitt der fünf Menschen, mit denen Sie die meiste Zeit verbringen. Wenn es sich dabei um »Energieschlucker« handelt (wie sie in meiner Familie genannt werden), sind Sie nicht zu beneiden!

Wir alle kennen Menschen, die uns ermüden und auslaugen. Aber es gibt auch Energiespender: Wenn man sich mit solchen Leuten zu einer Tasse Kaffee oder zum Essen trifft, geht es einem hinterher gleich viel besser.

Schreiben Sie hier die Namen der fünf Menschen auf, mit denen Sie am häufigsten zusammen sind:

1.

2.

3.

4.

5.

Besitzen diese Menschen Eigenschaften, die Sie für wünschenswert halten? Von welchen Eigenschaften hätten Sie gerne mehr oder weniger? Wären Sie mit einigen dieser Leute lieber nicht so oft zusammen?

#37 Freundschaftsbilanz

Überlegen Sie einmal, welche Energieschlucker und Energiespender es in Ihrem Leben gibt! Dann können Sie entscheiden, welche Menschen in Ihrem Umfeld Ihnen dazu verhelfen, Ihr höchstes Potenzial zu verwirklichen, und mit welchen Sie lieber weniger Kontakt pflegen sollten.

Listen Sie anhand Ihrer sozialen Medien, Ihres E-Mail-Adressbuchs und Ihrer Weihnachtskartenliste alle Ihre Freunde auf. Zählen Sie nicht alle Menschen auf, die Sie kennen, sondern nur diejenigen, die Sie – wenigstens im weitesten Sinn – zu Ihren Freunden rechnen.

Dann markieren Sie die Namen aller Menschen, die Ihnen Energie schenken (Energiespender), farbig. Als Nächstes markieren Sie die Namen der Menschen, die Ihnen Energie rauben (Energieschlucker), in einer anderen Farbe.

Und – wie sieht Ihre Bilanz aus? Gibt es in Ihrem Freundeskreis mehr Energieschlucker als Energiespender oder umgekehrt? Gibt es Menschen, die dazu neigen, Ihre Selbstfürsorge in irgendeiner Weise zu sabotieren? Wer unterstützt Sie in Ihren Bemühungen um mehr Selbstfürsorge?

Markieren Sie den Namen eines Energiespenders, mit dem Sie in dieser Woche mehr Zeit verbringen werden, in einer dritten Farbe.

#38 An welchen Menschen haben Sie Freude?

Treffen Sie sich mit vielen Menschen aus reinem Pflichtgefühl oder weil Sie das Gefühl haben, dass Sie das tun »sollten«?

Welche Menschen werden Sie in den nächsten sieben Tagen treffen? Wie fühlen Sie sich, wenn Sie mit diesen Menschen zusammen sind?

Person: ____________ Person: ____________

Treffe ich am: ________ Treffe ich am: ________

Gefühle: ____________ Gefühle: ____________

Person: ____________ Person: ____________

Treffe ich am: ________ Treffe ich am: ________

Gefühle: ____________ Gefühle: ____________

Was wäre, wenn Sie sich in Zukunft nur noch mit Menschen treffen würden, in deren Gesellschaft Sie positive Gefühle haben?

#39 Negative Personen aus Ihrem Umfeld entfernen

Wie wir bereits in #17 herausgefunden haben, ist die Beschäftigung mit sozialen Medien nicht immer hilfreich. Sie kann sogar gefährlich sein, auch wenn es sich – oberflächlich betrachtet – um eine gute Methode zur Beziehungspflege zu handeln scheint. Befreien Sie sich von diesem unterschwelligen Stress und machen Sie reinen Tisch! »Entfreunden« Sie sich von Personen auf Facebook, die Ihnen nicht guttun, hören Sie auf, solchen Leuten auf Twitter zu folgen! Falls Ihnen diese Maßnahme zu drastisch erscheint, sorgen Sie zumindest dafür, dass deren negative oder lästige Kommentare nicht mehr in Ihren Nachrichten auftauchen, indem Sie sie »stumm schalten« (auf diese Weise bleiben Sie »Freunde«, erhalten aber keine Statusaktualisierungen mehr von ihnen). Davon erfahren diese Leute nichts, und Sie bleiben trotzdem von ihren Meldungen verschont. Achten Sie darauf, dass in Ihrem Social Feed nur Dinge auftauchen, die Sie gerne sehen.

Welche Statusaktualisierungen von Freunden würden Sie gern erhalten?

1.

2.

3.

#40 Eine Beziehung vertiefen

Je verletzlicher und neugieriger wir uns in einer Beziehung zeigen können, desto mehr bringt sie uns. Wählen Sie einen der Menschen, an denen Sie Freude haben, aus #38 aus, und überlegen Sie sich ein paar Fragen, mit denen Sie Ihre Beziehung zu diesem Menschen vertiefen könnten.

Formulieren Sie offene Fragen (auf die man nicht einfach mit Ja oder Nein antworten kann):

Bitten Sie ihn um Rat zu einem persönlichen Problem, mit dem Sie gerade kämpfen:

Fragen Sie ihn nach seinen Träumen und seiner Zukunft:

Stellen Sie ihm eine Frage zu seiner Vergangenheit:

Fragen Sie ihn, welche Gefühle eine bestimmte Sache in ihm ausgelöst hat:

Stellen Sie ihm eine Frage zu irgendeinem Thema, das ihn tiefer berührt:

#41 Zeit mit anderen Menschen verbringen

Manche Menschen gehen Leuten aus dem Weg, wenn sie müde, traurig oder unglücklich sind: Sie verschwinden einfach von der Bildfläche. Doch selbst introvertierten Persönlichkeiten (so wie ich eine bin) geht es oft besser, wenn sie Kontakt zu anderen haben – vorausgesetzt, dass sie diese Kontakte bewusst steuern. Wir alle brauchen ein harmonisches Gleichgewicht zwischen Alleinsein und der Gesellschaft von Menschen, die uns nahestehen.

Wie viel Zeit verbringen Sie mit anderen Menschen? Wie geht es Ihnen dabei?

In Gesellschaft welcher Menschen fühlen Sie sich am wohlsten? Was haben diese Leute an sich, dass Sie sich in ihrer Gegenwart so gut entspannen können?

Was macht Ihnen am Zusammensein mit anderen Menschen Freude? Was nicht?

Nehmen Sie sich vor, Zeit mit einem Energiespender zu verbringen; Sie können aber auch telefonieren. Mit wem und wann?

#42 Zeit allein verbringen

Viele Menschen lenken sich von ihren Problemen ab, indem sie viel mit anderen Leuten zusammen sind und diese mit ihren Sorgen belasten. Doch wenn man sich um jemand anderen kümmert, hat man vielleicht nicht mehr genügend Zeit für sich selbst.

Manchmal tut es uns gut, mit unseren Gedanken allein zu sein – ohne große äußere Reize. Fangen Sie damit am besten klein an: mit einem kurzen Spaziergang oder einem Bad. (Sagen Sie Ihrer Familie Bescheid, dass Sie dabei nicht gestört werden möchten!) Als Nächstes wagen Sie sich an Aktivitäten heran, bei denen Sie sich ohne Begleitung eigentlich ein bisschen unwohl fühlen: ein Essen im Restaurant oder einen Kinobesuch.

Wann waren Sie zum letzten Mal allein? Wie haben Sie sich dabei gefühlt?

Wie oft sind Sie allein? Was tun Sie dann normalerweise?

Was macht Ihnen am Alleinsein Angst? Was genießen Sie daran?

Verbringen Sie heute mindestens eine halbe Stunde allein.

#43 Um Hilfe bitten

Wenn Sie jemandem helfen, tut das nicht nur dem Empfänger der Hilfeleistung, sondern auch Ihnen gut. Beziehungen sollten ausgewogen sein: Wenn Sie immer nur der Gebende und nie der Empfangende sind, kann das für Ihre Mitmenschen genauso frustrierend sein wie jemand, der immer nur nimmt und nie etwas gibt. Die meisten Menschen sind dankbar, wenn man sie um Hilfe bittet, und freuen sich darüber, gebraucht zu werden.

Wobei könnten Sie diese Woche Hilfe gebrauchen? In welchen Lebensbereichen kommen Sie nicht so gut zurecht oder haben vielleicht Probleme? Überlegen Sie sich fünf solche Dinge. Dann lesen Sie Ihre Freundschaftslisten in #35 oder #37 durch und suchen sich für jeden Bereich eine passende Unterstützungsperson aus. Zum Schluss wählen Sie einen Lebensbereich und bitten um Hilfe.

1. ______ → ( )

2. ______ → ( )

3. ______ → ( )

4. ______ → ( )

5. ______ → ( )

#44 Jemand anderem helfen

Fragen Sie die fünf Menschen, die Sie in # 35 ausgewählt haben, ob sie bei irgendeiner Sache Hilfe brauchen, und nehmen Sie sich fest vor, sie dabei zu unterstützen.

Erstellen Sie eine Liste von Fähigkeiten oder Hilfeleistungen, die Sie anderen Menschen anbieten können. Für Ihre Selbstfürsorge ist es auch wichtig, zu wissen, was Sie Ihren Mitmenschen zu bieten haben!

#45 Eine Unterstützungsperson suchen

Wen von Ihrer Liste der Personen, an denen Sie Freude haben, könnten Sie bitten, Sie einmal pro Woche nach Ihren Fortschritten auf dem Weg zu mehr Selbstfürsorge zu fragen? Welchen von diesen Menschen würde es helfen, wenn *Sie* sie bei ihrer Selbstfürsorge unterstützen würden? Schreiben Sie die Namen in die unten stehende Leerzeile.

____

Fragen Sie die betreffende Person, ob sie Ihnen helfen möchte (oder kaufen Sie ihr dieses Buch!). Einigen Sie sich auf eine Zeit, zu der Sie ihr in Zukunft regelmäßig Bericht erstatten werden. Bewerten Sie den Grad Ihrer Selbstfürsorge jede Woche anhand einer Skala von 1–10. Immer wenn der Wert unter sechs sinkt, sollte Ihre Unterstützungsperson Sie sanft »anstupsen«, um Sie daran zu erinnern, wie wichtig es ist, sich gut um sich selbst zu kümmern.

Füllen Sie das untenstehende Formular aus:

Ich ________, habe ________
gebeten, mich einmal pro Woche am
________ um ungefähr ________
Uhr anzurufen oder anzumailen, damit ich
ihm/ihr mitteilen kann, welchen Wert ich auf
meiner Selbstfürsorgeskala erreicht habe. Ich
erlaube ihm/ihr, mich sanft »anzustupsen«,
wenn der Wert unter sechs liegt.

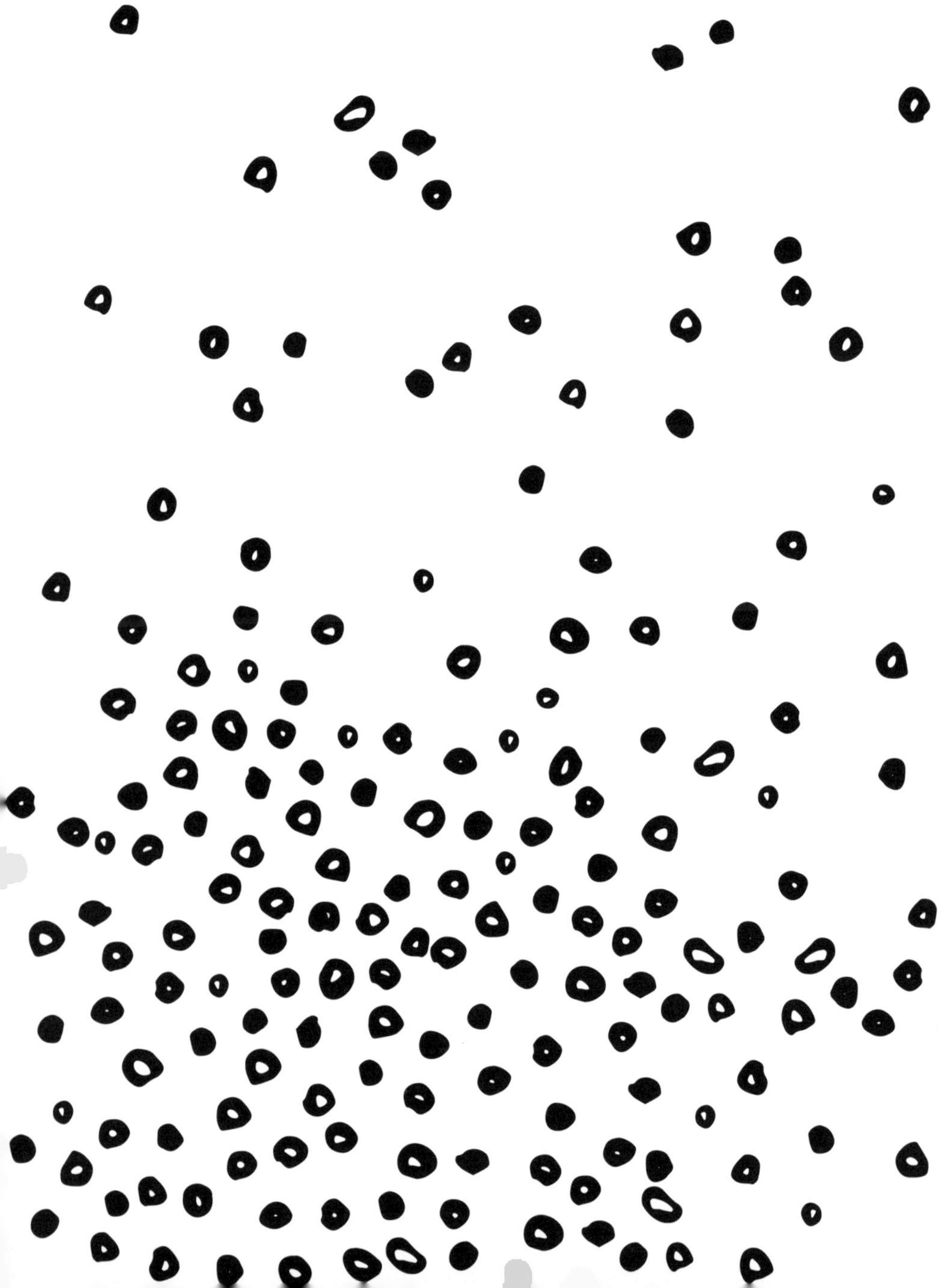

KAPITEL 5

Zeit

Zeit

Heutzutage scheint Zeit eine unserer kostbarsten Ressourcen zu sein – und doch verschenken wir sie oft, ohne darüber nachzudenken.

Jeden Tag treffen wir Hunderte kleiner Entscheidungen darüber, wie wir unsere Zeit nutzen wollen; doch leider machen wir uns diese Entscheidungen nur selten bewusst. Irgendjemand bittet uns um eine Gefälligkeit oder wir lassen uns von sozialen Medien ablenken, obwohl wir eigentlich nur nachsehen wollten, ob eine E-Mail gekommen ist. Irgendwie rinnt uns die Zeit durch die Finger, und hinterher fragen wir uns, wo sie geblieben ist. Wie wir bereits in der Einleitung zu diesem Buch besprochen haben: Unsere Zeit-Flasche ist leer; nur allzu oft wurde ihr Inhalt von anderen Menschen verschüttet, und für uns selbst bleibt nichts mehr übrig.

»Ich habe keine Zeit« ist eine der häufigsten Entschuldigungen, die Menschen dafür anführen, sich nicht genug um sich selbst zu kümmern. In diesem Kapitel wollen wir lernen, bewusster mit unserer Zeit umzugehen, auch ab und zu einmal Nein zu sagen und Grenzen zu setzen. Das sind wichtige Fähigkeiten, die man braucht, um möglichst gut für sich selbst sorgen zu können. Einige der Aktivitäten, die ich Ihnen in diesem Kapitel nahebringen möchte, sind kurzfristig vielleicht mit **Arbeit** verbunden; doch langfristig werden Sie dadurch Zeit gewinnen.

Wenn Sie diese Ideen umsetzen, werden Sie mehr Zeit für sich selbst haben, statt sich mit unzähligen Projekten anderer Leute zu verzetteln. Sie brauchen Zeit und Muße, um mit den 101 Ideen in diesem Buch zu experimentieren!

Was gibt es in diesem Kapitel zu entdecken?

In **#46** werden Sie sich Ihre Beziehung zu »Zeit« bewusst machen. In **#47 Gehen Sie bewusster mit Ihrer Zeit um** werden Sie an eine Aufgabe oder Aktivität zurückdenken, der Sie ohne große Begeisterung zugestimmt haben, und sich dann überlegen, wie Sie in Zukunft anders mit solchen Situationen umgehen könnten (**#48 Nein sagen, #49 Ja, aber ... sagen** und **#50 Eine Aktivität durch eine andere ersetzen**).

Manchmal widerstrebt es uns, zu Dingen Ja zu sagen, die gut für uns sein könnten. Warum das so ist, werden wir in **#51 Ja sagen** herausfinden. In **#52 Den Flow finden** werden wir uns damit beschäftigen, wie man Zeit anders erleben kann als sonst. Dann wollen wir uns überlegen, was wir alles an Aufgaben mit uns herumschleppen, und ein paar davon über Bord werfen (**#53 Aufgaben aufschreiben, #54 Unnötige Aufgaben von Ihrer Liste streichen** und **#55 Zeitplanung**).

Und zum Schluss werden wir sehen, wie gut es uns tut, gleich morgens etwas für uns zu tun, statt einfach nur zu reagieren: Dadurch erinnern wir unser Unterbewusstsein daran, dass es sich lohnt, Zeit in uns selbst zu investieren (**#56 Morgenritual**).

Nach der Lektüre dieses Kapitels dürften Sie wissen, wie man bewusster und zielgerichteter mit Zeit umgeht, und können sich ein bisschen von Ihrer verlorenen Zeit zurückholen.

#46 Welche Beziehung haben Sie zu »Zeit«?

Was bedeutet Zeit für Sie? Bewerten Sie die unten stehenden Aussagen anhand einer Skala von 1 (Stimmt überhaupt nicht) bis 5 (Stimmt genau):

☐ 1. Ich habe nie genug Zeit

☐ 2. Ich plane Zeit für die Menschen ein, die mir wichtig sind (auch für mich selbst)

☐ 3. Ich kann immer noch irgendetwas in meinem Terminkalender unterbringen

☐ 4. Ich neige dazu, Dinge auf die lange Bank zu schieben

☐ 5. Irgendwie scheint das Leben an mir vorbeizuziehen

☐ 6. An den meisten Tagen schaue ich nicht mal auf die Uhr

☐ 7. Ich nehme mir Zeit für Dinge, die mir wichtig sind

☐ 8. Ich verschwende keine Zeit für Unwichtiges

☐ 9. Wenn ich spontan über meine Zeit entscheiden kann, macht mir das Leben mehr Spaß

☐ 10. Mein Leben ist ein ständiges Wettrennen gegen die Zeit

☐ 11. Spontane Ereignisse bringen meine Zeitplanung durcheinander

☐ 12. Ich gebrauche oft Ausreden dafür, dass ich keine Zeit habe, um etwas zu tun

☐ 13. Die Menschen sollten entspannter mit ihrer Zeit umgehen. Was man heute nicht schafft, erledigt man eben morgen

☐ 14. Ich plane jeden Tag im Voraus, was ich mit meiner Zeit anfangen werde

☐ 15. Es ist wichtig, flexibel mit seinen Prioritäten umzugehen

Zählen Sie die Punkte zusammen, mit denen Sie die obigen Aussagen bewertet haben, und zwar in folgender Zuordnung:

A. 1, 4, 5, 10, 12 =

B. 2, 7, 8, 11, 14 =

C. 3, 6, 9, 13, 15 =

Lesen Sie die Beschreibung durch, die Ihrer höchsten Punktzahl entspricht (A, B oder C). Passt sie zu Ihnen?

Immer zeitknapp

A. Sie sind immer ein bisschen zu spät dran. Die Zeit scheint Ihnen davonzulaufen, und Sie fragen sich, wo sie eigentlich geblieben ist. Das verursacht Ihnen ständigen Stress. Versuchen Sie es mal mit Idee #47, 53, 54 und 55.

Zeitsparer

B. Sie haben das Gefühl, alles im Griff zu haben – und zwar ganz genau. Sie wissen, was wann erledigt werden muss, und schaffen sehr viel. Doch Veränderungen, Spontaneität und impulsives Handeln flößen Ihnen Unbehagen ein. Probieren Sie einmal die Ideen #50 und 55 aus.

Jede Menge Zeit

C. Sie denken sich: »Was ich heute nicht schaffe, erledige ich eben morgen«, leben nach Ihrem eigenen Rhythmus und freuen sich über ungeplante Aktivitäten. Doch manchmal versäumen Sie durch diese Flexibilität auch etwas. Außerdem könnte Ihr Umgang mit Zeit für andere Menschen frustrierend sein. Probieren Sie #47, 49, 50 und 56.

#47 Gehen Sie bewusster mit Ihrer Zeit um

Diese Übung macht Ihnen bewusst, wie Sie mit Ihrer Zeit umgehen. Denken Sie an eine Situation zurück, in der Sie vor Kurzem Ja zu etwas gesagt haben, was Sie eigentlich hätten ablehnen sollen.

Gehört diese Aktivität zu etwas, womit Sie sich bereits einverstanden erklärt hatten (z. B. zu Ihrem beruflichen Aufgabengebiet oder einer ehrenamtlichen Tätigkeit)?

Wollen Sie das tun?

Warum?

Was werden Sie aus dieser Erfahrung lernen?

Was steht bei Ihnen zurzeit sonst noch alles an?

Ist es Ihnen physisch möglich, diese Aufgabe in der zur Verfügung stehenden Zeit in der von Ihnen gewünschten Qualität zu erledigen?

In welcher Beziehung stehen Sie zu dem Menschen, der Sie darum gebeten hat?

Wie fühlen Sie sich, wenn Sie an diese Aufgabe denken?

Würden Sie nach der Beantwortung der Fragen immer noch Ja dazu sagen?

#48 Nein sagen

Den meisten Menschen fällt es nicht leicht, Nein zu sagen. Ihr Gesprächspartner wird Ihr Nein eher zur Kenntnis nehmen und akzeptieren, wenn Sie

+ sich klar und deutlich ausdrücken: Erklären Sie ihm, wozu Sie Nein sagen, und dass Ihnen nichts anderes übrig bleibt.
+ sich nicht dafür entschuldigen: Schließlich sind Sie nicht dazu verpflichtet, also braucht Ihre Ablehnung Ihnen auch nicht leid zu tun. Sie haben das Recht, selbst über Ihre Zeit zu entscheiden.
+ nicht zu viele Erklärungen abgeben: Wenn Sie sämtliche Gründe für Ihr Nein anführen, wird Ihr Gesprächspartner diese Argumente womöglich widerlegen oder versuchen, Ihnen Ihre Entscheidung auszureden.
+ offen und ehrlich, aber trotzdem höflich sind.

Zum Beispiel: »Vielen Dank für diese Chance/dieses Angebot. Leider bin ich am Montag nicht da; deshalb kann ich es nicht annehmen. Aber trotzdem danke, dass Sie mich gefragt haben!«

Wie hätten Sie in der Situation in #47 Nein sagen können?

#49 Ja, aber ... sagen

Manchmal können wir einen Teil einer Aufgabe übernehmen, aber eben nicht die ganze – und oft ist es einfacher, »Ja, aber ...« als »Nein« zu sagen.

Achten Sie beim **»Ja, aber ...«**-Sagen auf Folgendes:

+ Wenn Sie einen Teil einer Aufgabe akzeptieren, sollten Sie genau erklären, **welchen Teil Sie übernehmen können** und **welchen nicht.**
+ Wenn Sie die Aufgabe nur zu einer bestimmten Zeit erledigen können, sollten Sie genau erklären, **wann Sie helfen können** und **wann nicht.**

Und halten Sie sich dann genau an diese Einschränkungen.

Beispiele:

»Das würde ich gerne machen; aber vorläufig kann ich nur am Projektplan mitwirken. Ich hätte am Mittwoch einen halben Tag dafür Zeit. Würde Ihnen das helfen?«

»Leider kann ich dir dieses Wochenende nicht beim Ausmisten deiner Schränke helfen, weil ich schon etwas vorhabe; aber an einem Abend in der nächsten Woche hätte ich Zeit. Würde dir das helfen?«

Egal wie Sie auf die Bitte reagieren werden – denken Sie daran, dass Sie nicht sofort antworten müssen. Wenn Sie ein bisschen Bedenkzeit brauchen, sagen Sie: »Danke, dass du mich gefragt hast. Kann ich später auf deine Bitte zurückkommen?«

#50 Eine Aktivität durch eine andere ersetzen

Wenn Sie wissen, dass Sie keine Zeit für etwas haben, das Sie gerne tun würden, müssen Sie dafür auf etwas anderes verzichten:

Wenn Sie diesen Roman schreiben wollen, dürfen Sie nicht so oft *Game of Thrones* schauen. Wenn Sie mit einer Freundin ausgehen möchten, können Sie sich vielleicht nicht so viele Videos auf YouTube anschauen. Wenn Sie sich an den Wochenenden ehrenamtlich für einen guten Zweck engagieren möchten, dürfen Sie vielleicht nicht mehr so viele Überstunden machen.

Jedes Mal, wenn wir zu einer Sache Ja sagen, müssen wir dafür zu einer anderen Nein sagen.

In #47 haben Sie bereits zu einer Aktivität Ja gesagt. Welche andere Aktivität werden Sie dafür aus Ihrem Terminplan streichen oder verkürzen?

#51 Ja sagen

Manchmal sagen wir aus purer Angst Nein. Angenommen, ein Freund bittet Sie, etwas Neues auszuprobieren, und Sie sagen Nein, weil Sie Angst haben, dass es Ihnen keinen Spaß machen wird.

Jemand, der Ihnen gefällt, fordert Sie zum Tanzen auf, aber Sie lehnen ab, weil Sie Angst davor haben, sich zu blamieren.

Der Chef bietet Ihnen ein neues Projekt an, aber Sie sagen Nein, weil es schwierig sein könnte.

Ein Lehrer oder Trainer fordert Sie zur Teilnahme an einem Wettbewerb auf, aber Sie weigern sich, weil Sie Angst haben, zu versagen.

Wozu hätten Sie in dieser Woche Ja sagen sollen, haben es aber nicht getan? Schreiben Sie diese Aktivitäten in die unten stehenden Kreise, und unterstreichen Sie das Angebot, das Sie beim nächsten Mal annehmen werden.

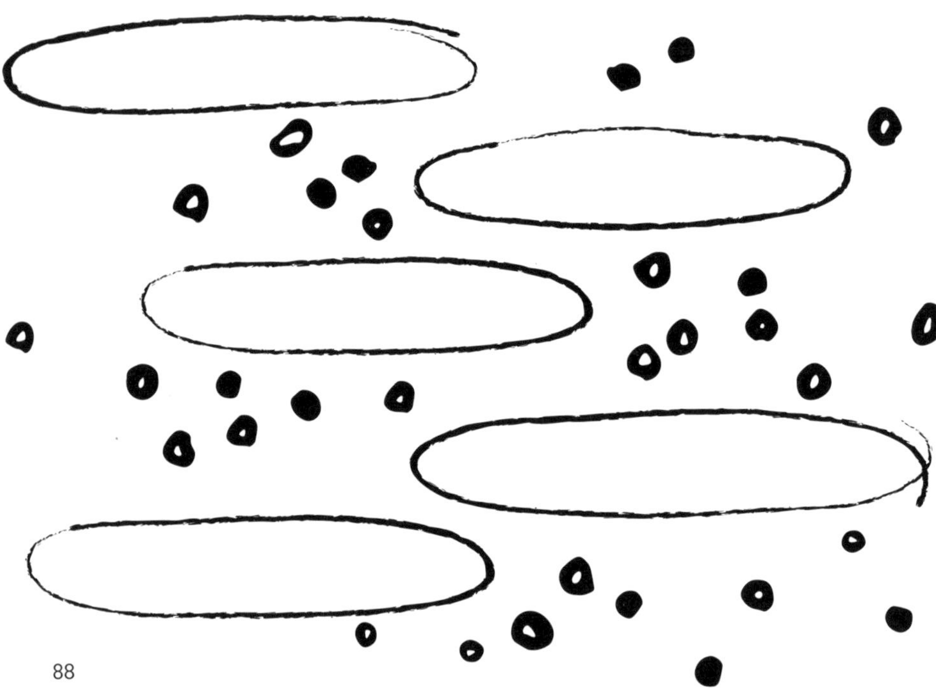

#52 Den Flow finden

Bei manchen Aktivitäten haben wir ein ganz anderes Zeitgefühl: nämlich wenn wir im »Flow« sind. Dann strotzen wir vor Energie, sind völlig in unsere Aktivität versunken und vergessen die Zeit – ein ganzer Nachmittag vergeht wie im Flug. Solche Flow-Aktivitäten können etwas sehr Persönliches sein; doch normalerweise haben sie drei Dinge miteinander gemeinsam:

1) Die Aktivität ist strukturiert und auf ein klares Ziel ausgerichtet, und man erkennt Fortschritte.

2) Die Aufgabe muss ein sofortiges, klares Feedback bieten, damit man seine Vorgehensweise gegebenenfalls korrigieren kann.

3) Man vertraut darauf, dass man zur Durchführung dieser Aufgabe in der Lage ist, auch wenn sie vielleicht schwierig ist.

Zum Beispiel: ein Instrument spielen, Sport treiben, lernen, im Garten arbeiten, meditieren, schreiben usw.

Zählen Sie drei bis fünf Aktivitäten auf, die Ihnen ein Flow-Gefühl vermitteln:

1. ____________________

2. ____________________

3. ____________________

4. ____________________

5. ____________________

Nehmen Sie sich jede Woche Zeit für ein bis zwei der oben genannten Aktivitäten.

#53 Aufgaben aufschreiben (damit man sie sich nicht merken muss)

Nicht alle Menschen führen To-do-Listen, obwohl das durchaus seine Vorteile hat. Ich wurde schon öfter wegen meines Gedächtnisses gelobt; doch in Wirklichkeit schreibe ich mir immer alles genau auf, damit ich es mir nicht zu merken brauche. Hier ein paar Tipps dazu:

+ Drücken Sie sich klar und deutlich aus: Jeder Punkt auf Ihrer Liste sollte eine durchführbare Handlung beschreiben.
+ Führen Sie Ihre Liste immer auf die gleiche Art und Weise, egal wie (auf Papier, auf dem Computer oder Smartphone).
+ Schreiben Sie nur Ihre eigenen Aufgaben auf diese Liste und nicht die anderer Leute.
+ Tragen Sie Aufgaben, die Sie erst später erledigen können, in Ihren Terminkalender ein.

Schreiben Sie alles, was Sie zu erledigen haben – und zwar wirklich alles – in die unten stehende Liste und beherzigen Sie dabei die obigen Tipps. Dinge, die Sie gerne irgendwann einmal machen würden, für die Sie momentan aber keine Zeit haben (zum Beispiel »Französisch lernen« oder »die Garage aufräumen«), sollten Sie nicht in diese Liste schreiben, sondern auf Ihre »Irgendwann/Später-to-do«-Liste setzen (siehe übernächste Seite).

Jetzt erledigen

____

____

Irgendwann/Später-to-do-Liste

#54 Unnötige Aufgaben von Ihrer Liste streichen

Entrümpeln Sie Ihren Terminkalender, indem Sie unnötige Aktivitäten, die Sie schon lange vor sich herschieben, von Ihrer To-do-Liste streichen. Wenn etwas schon seit mehr als ein paar Wochen auf Ihrer Liste steht – werden Sie es dann ausgerechnet jetzt erledigen?

Gehen Sie Ihre To-do-Liste aus #53 durch und streichen Sie 20 Prozent davon. (Vielleicht müssen Sie auch ab und zu einmal Nein zu sich sagen!)

Fragen Sie sich bei jedem Punkt auf Ihrer Liste:

+ Muss ich diese Aufgabe unbedingt selbst erledigen? Kann das nicht auch jemand anders machen?
+ Muss Sie überhaupt erledigt werden?
+ Manchmal schaffen Perfektionisten zusätzliche Aufgaben, ohne dass die Qualität der betreffenden Arbeit dadurch besser wird. Handelt es sich dabei um so eine Aufgabe?
+ Schiebe ich diese Arbeit schon seit einer Ewigkeit vor mir her? Wenn bisher keinem Menschen aufgefallen ist, dass sie noch nicht erledigt wurde, wird das vielleicht auch in Zukunft niemand merken.
+ Handelt es sich bei dieser Aktivität um etwas, das ich schon immer tun wollte, bisher aber noch nie in Angriff genommen habe?

Streichen Sie möglichst viele Aufgaben von Ihrer To-do-Liste, und befreien Sie sich damit gleichzeitig von dem schlechten Gewissen und den Selbstvorwürfen, die Sie beim Anblick dieser Punkte auf Ihrer Liste quälen.

#55 Zeitplanung

Gehen Sie alle Punkte durch, die auf Ihrer To-do-Liste aus #53 jetzt noch übrig sind, und planen Sie Zeit dafür ein. Wenn Sie für eine Aufgabe keine Zeit haben, streichen Sie sie von der Liste oder verschieben Sie irgendetwas anderes, um Zeit dafür zu finden. Schleppen Sie keine Aufgaben mit sich herum, die Sie nur belasten und die Sie ja doch nie erledigen werden.

Ausnahme: Dinge, die Sie gerne irgendwann einmal tun möchten, momentan aber nicht in Ihrem Terminkalender unterbringen können (zum Beispiel »nach Afrika reisen« oder »Golf spielen lernen«), können Sie auf Ihre »Irgendwann/Später-to-do«-Liste setzen.

#56 Morgenritual

Beginnen Sie den Tag mit einem Morgenritual – auch wenn Sie morgens erst mal eine Weile brauchen, um richtig aufzuwachen! Damit können Sie die erste schwierige Phase Ihres Tages entstressen, verlassen das Haus ganz entspannt und genießen schon vor Beginn Ihres Arbeitstags das gute Gefühl, etwas geschafft zu haben. Berücksichtigen Sie bei der Gestaltung Ihres Morgenrituals Folgendes:

- Praktische Fragen: Sind Sie nur für sich selbst verantwortlich? Oder gibt es auch noch andere Menschen, die Sie in Ihre Planung einbeziehen sollten?

- Prioritäten: Wenn Schreiben Ihnen wichtig ist, schreiben Sie morgens etwas in Ihr Tagebuch. Wenn Ihre Familie Ihnen besonders am Herzen liegt, schicken Sie einem Menschen, den Sie lieben, eine E-Mail, senden Sie jemandem ein Dankeschön usw.

- Es muss nicht immer alles perfekt sein: An manchen Tagen muss man morgens um vier Uhr aufstehen, um zum Flughaben zu fahren oder sich um ein krankes Kind zu kümmern. Dann brauchen Sie natürlich nicht Ihr ganzes Ritual durchzuführen – eine »Miniversion« als Ankerpunkt tut es auch. Ich sage mir in solchen Situationen immer: »Es ist alles gut, und es wird auch alles gut gehen.« Das hilft auch gegen den Stress.

- Überfrachten Sie Ihr Ritual nicht: 3–4 Punkte sind mehr als genug – zumindest für den Anfang.

- Erledigen Sie alle Punkte jeden Tag in derselben Reihenfolge und heben Sie den Anfang und das Ende Ihres Rituals besonders hervor.

Folgende Punkte könnten Sie in Ihr Morgenritual aufnehmen:

- [ ] Einen bestimmten Song oder ein bestimmtes Musikstück hören
- [ ] Ein paar Seiten eines Buchs zum Thema Selbstentwicklung lesen
- [ ] Einen Satz, der eine besondere Bedeutung für Sie hat, vor sich hinsprechen
- [ ] Achtsamkeitsmeditation
- [ ] Ein besonderes Lebensmittel oder Getränk
- [ ] Zeitung lesen
- [ ] Ein paarmal tief durchatmen
- [ ] Sich fragen, wie Sie sich heute fühlen möchten
- [ ] Sich eine Podcast-Episode anhören
- [ ] Eine Sprache üben
- [ ] Sich drei Begebenheiten vom Vortag überlegen, für die Sie dankbar sind
- [ ] Einem Freund eine E-Mail schreiben
- [ ] Einer kreativen Beschäftigung nachgehen
- [ ] Sport treiben
- [ ] Zu Beginn Ihres Rituals eine Kerze anzünden und sie hinterher wieder ausblasen

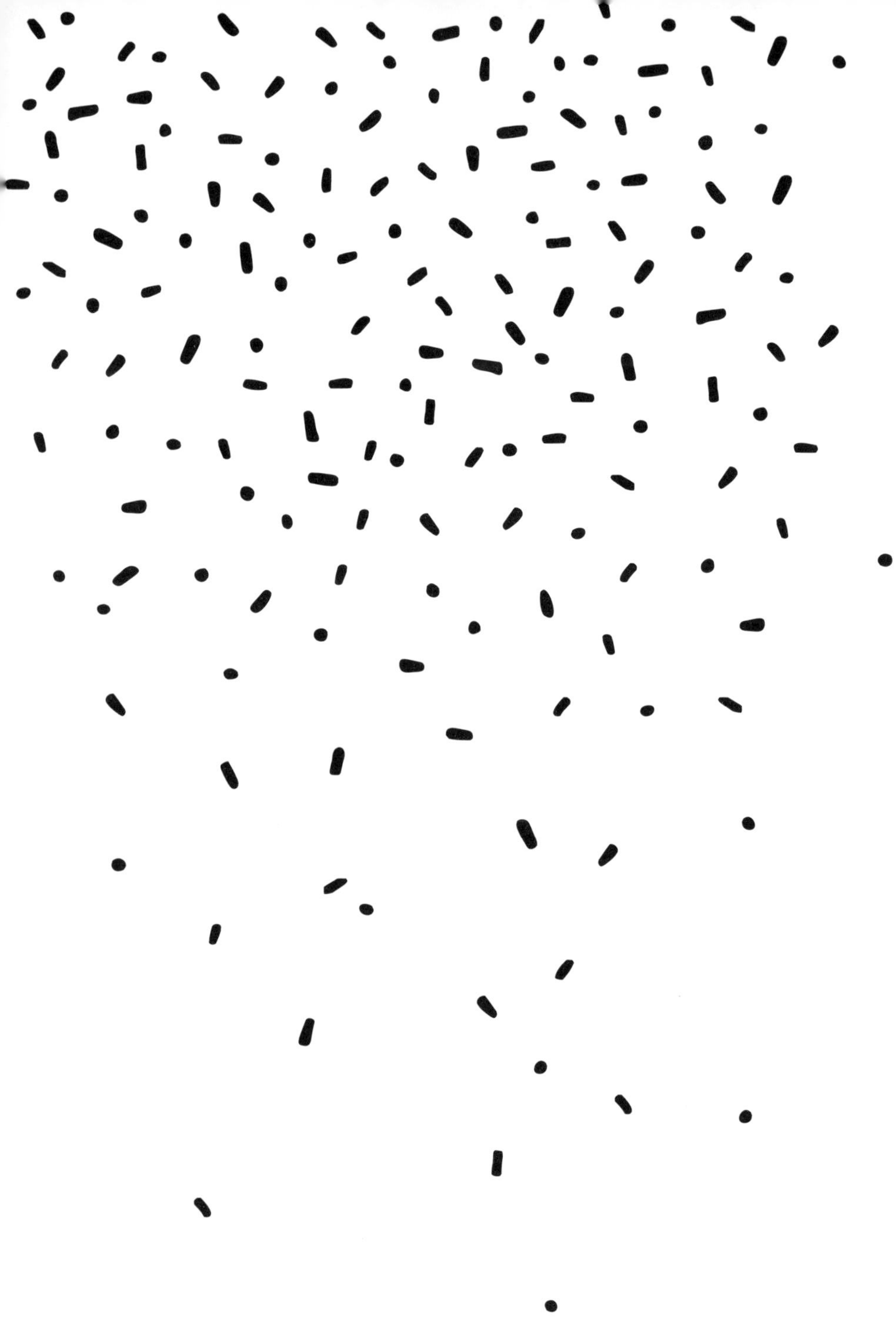

KAPITEL 6

Zuhause und Lebensumfeld

Zuhause und Lebensumfeld

Was bedeutet Ihnen Ihr Zuhause, Ihr ganz persönliches Lebensumfeld?

Für mich als introvertierten Menschen ist das Zuhause mein Zufluchtsort – vor allem, weil ich beruflich oft unterwegs bin und in Hotels übernachten muss. Wenn ich dann nach Hause komme, möchte ich mich sicher und geerdet fühlen.

Da wir einen so großen Teil unseres Lebens dort verbringen, lohnt es sich, dafür zu sorgen, dass unser Zuhause wirklich unseren Bedürfnissen entspricht. Wie möchten Sie sich in Ihrem Haus oder Ihrer Wohnung fühlen? Sicher und geborgen? Oder soll Ihr Zuhause eher weiträumig und luxuriös sein? Oder gastfreundlich und einladend?

Nur allzu oft verschieben wir die Klärung solch wichtiger Fragen auf später, weil unser Zuhause einfach nur seinen »Zweck« erfüllt. Sind Sie schon einmal umgezogen und haben vorher all die kleinen störenden Mängel an und in Ihrem Haus beseitigt, um es für potenzielle Käufer attraktiver zu machen? Haben Sie eine kaputte Lampe ausgetauscht, einen tropfenden Wasserhahn reparieren lassen, vielleicht sogar ein Zimmer neu gestrichen? Manchmal kostet es ein bisschen Mühe, unser Zuhause mit den Augen einer außenstehenden Person zu betrachten. Dann wird uns vielleicht klar, dass es sehr viel ausmachen würde, wenn wir uns dazu aufraffen könnten, ein paar Kleinigkeiten zu verändern.

Was gibt es in diesem Kapitel zu entdecken?

In diesem Kapitel wollen wir uns überlegen, was Sie von Ihrem Zuhause erwarten – was für physische Voraussetzungen es erfüllen soll (**#57 Was für ein Umfeld brauchen Sie**?).

Sobald Sie sich über Ihr ideales Zuhause klar geworden sind, ist es an der Zeit, Ihr Haus oder Ihre Wohnung ein bisschen auf Vordermann zu bringen (**#58 Kleine Verbesserungen).** Als Nächstes geht es um ein paar Dinge, die Sie in Ihrem häuslichen Umfeld stören und die Sie schon lange in Ordnung bringen wollten (**#59 Eine Kleinigkeit reparieren**). Sicherlich gibt es weitere kleine Mängel, die Sie bisher ignoriert haben. Um diese Details wollen wir uns in **#60 Rundgang** kümmern.

Außerdem werden wir in diesem Kapitel auch ein bisschen aufräumen, und zwar diesmal nicht im übertragenen Sinn wie im Kapitel »Zeit«, sondern ganz konkret (**#61 Eine Schublade ausmisten**).

In **#62 Alte, vergammelte Klamotten wegwerfen** werden Sie Ihre Garderobe entrümpeln. Früher stand ich dem Gedanken, dass Kleidungsstücke sich auf unsere emotionale Verfassung auswirken, eher skeptisch gegenüber; doch vor ein paar Jahren spendierten meine Mitarbeiter mir als Abschiedsgeschenk einen Tag mit einer Einkaufsberaterin. Seitdem erhalte ich immer wieder Komplimente für meine Garderobe und komme mir manchmal richtig »verrucht« vor, wenn ich meine neuen Klamotten anhabe. Das hat mich überzeugt.

In **#63 Duft einer Stimmung** sollen Sie darüber nachdenken, welche Assoziationen verschiedene Düfte in Ihnen wecken. Die für Geruchswahrnehmungen zuständigen Hirnregionen stehen unmittelbar mit den Bereichen unseres Gehirns in Verbindung, die Emotionen verarbeiten und in denen assoziatives Lernen stattfindet. Daher können Düfte – vor allem über diese persönlichen Assoziationen – Emotionen wecken und uns in eine bestimmte Gemütslage versetzen. Wenn uns klar wird, welche Wirkung verschiedene Gerüche auf uns haben, können wir unsere Stimmung bewusst beeinflussen.

Doch an der Wahrnehmung unseres Umfelds sind alle fünf Sinne beteiligt. Auch der Gesichtssinn spielt eine wichtige Rolle. In **#64 Alle Farben des Regenbogens** wollen wir uns mit verschiedenen Farben und den Assoziationen beschäftigen, die sie in uns wecken. Und in **#65 Raus ins Grüne!** werden Sie die bequemen vier Wände Ihrer Wohnung (oder Ihres Büros) verlassen und sich ins Freie hinauswagen, um ein bisschen frische Luft zu schnappen, die Natur und hoffentlich auch den Sonnenschein zu genießen.

In **#66 Erstellen Sie Ihren persönlichen Soundtrack** und **#67 Stimmungs-Playlists** werden wir uns ein bisschen näher mit akustischen Eindrücken befassen. Musik hat viele positive Auswirkungen: Zum Beispiel wirkt sie sich günstig auf den Gesundheitszustand aus, lässt uns Stress, Kummer und physischen Schmerz leichter ertragen und verbessert sogar die Gedächtnisleistung.

#57 Was für ein Umfeld brauchen Sie?

Zunächst einmal wollen wir Ihre Beziehung zu dem physischen Umfeld untersuchen, in dem Sie die meiste Zeit Ihres Lebens verbringen. Denken Sie dabei an möglichst viele Dinge: Beleuchtung, Geruch, Temperatur, Oberflächenbeschaffenheit, andere Menschen, Komfort, Farben, Einrichtung, Dekoration usw. Wohnen Sie mitten in der Natur oder in der Großstadt?

In welchen Räumen fühlen Sie sich am wohlsten? Warum?

In welcher Umgebung könnten Sie sich am besten entspannen?

In welcher Umgebung würden Sie am liebsten arbeiten?

In welcher Umgebung könnten Sie am besten schlafen?

#58 Kleine Verbesserungen

Schauen Sie sich die Räumlichkeiten, in denen Sie sich oft aufhalten, an, und beurteilen Sie sie im Hinblick auf Geräuschkulisse, Temperatur und Komfort. Wie fühlen Sie sich in diesen Räumen, wie wirken sie sich auf Ihre körperliche und seelische Verfassung aus? Vergleichen Sie das Ergebnis dieser Bestandsaufnahme mit Ihren in #57 beschriebenen Idealvorstellungen.

Beschreiben Sie drei kleine Dinge, die Sie an diesen Räumen verbessern könnten, damit sie Ihren Bedürfnissen besser entsprechen. Nehmen Sie mindestens eine dieser Verbesserungen sofort in Angriff.

Wiederholen Sie diese Aktion einmal pro Monat. Tragen Sie die Termine dafür gleich jetzt in Ihren Kalender ein.

Raum 1: 1. 2. 3.	Raum 2: 1. 2. 3.
Raum 3: 1. 2. 3.	Raum 4: 1. 2. 3.

#59 Eine Kleinigkeit reparieren (die Sie stört)

Schauen Sie sich in Ihrer Wohnung um. Welche Kleinigkeit wollten Sie dort schon seit einer Ewigkeit reparieren, haben es bisher aber immer wieder vergessen oder vor sich hergeschoben? Fehlt ein Knopf an einem Lieblingshemd, klemmt eine Schublade, muss ein Bild gerahmt werden?

Nehmen Sie das jetzt in Angriff!

Vielleicht haben Sie mehr solcher kleinen Mängel entdeckt? Falls ja (oder wenn Ihnen das nächste Mal etwas auffällt), schreiben Sie es in den unten stehenden Kasten. Legen Sie in Ihrem Terminkalender jede Woche oder jeden Monat eine Zeitspanne fest, in der Sie solche Kleinigkeiten in Ordnung bringen.

#60 Rundgang

Achten Sie in den Räumen, in denen Sie sich am häufigsten aufhalten (Schlafzimmer, Büro, Fernsehplatz, Küche), auf Kleinigkeiten, die Sie stören. Überlegen Sie sich Lösungsmöglichkeiten dafür und tragen Sie diese hier ein.

Vielleicht steht Ihr Schreibtisch direkt unter dem Luftauslass der Klimaanlage, sodass Sie immer einen kalten Luftzug abbekommen. Dann sollten Sie in Ihrem Büro einen Schal deponieren, den Sie sich umlegen können, wenn es Ihnen zu kühl wird.

Mängel		**Lösungen**
1. ____________________ ____________________	→	
2. ____________________ ____________________	→	
3. ____________________ ____________________	→	
4. ____________________ ____________________	→	
5. ____________________ ____________________	→	

#61 Eine Schublade ausmisten

Gerümpel nimmt nicht nur Platz in unserer Wohnung oder unserem Büro ein, sondern auch in unseren Gedanken: Die Unordnung belastet uns psychisch. Jedes Mal, wenn wir sie sehen, bekommen wir ein schlechtes Gewissen, weil wir immer noch nicht aufgeräumt haben. Dann überlegen wir uns, wie wir das Problem angehen könnten. Das kostet Energie – und wenn wir dann trotzdem nichts tun, wiederholt sich der gleiche Vorgang beim nächsten Mal.

Wenn viel unnützer Kram in Ihrer Wohnung oder Ihrem Büro herumliegt, fühlen Sie sich vom Aufräumen vielleicht überfordert. Fangen Sie lieber erst einmal mit einer Schublade oder einem Schrank an, sodass Sie in relativ kurzer Zeit mit dem Aufräumen fertig sind. Das vermittelt Ihnen ein Gefühl der Befriedigung. Wenn Sie wieder etwas Zeit haben, können Sie sich die nächste Schublade oder den nächsten Schrank vornehmen.

Halten Sie sich dabei an zwei Spielregeln:

1) Wenn Sie einen Gegenstand in die Hand genommen haben, tun Sie irgendetwas damit. Legen Sie ihn nicht wieder zurück, weil Sie nicht wissen, was Sie damit anfangen sollen.
2) Bewahren Sie nur Dinge auf, die Sie regelmäßig benutzen oder die Ihnen am Herzen liegen – aber nicht, weil sie Ihnen einmal geschenkt wurden und Sie ein schlechtes Gewissen haben, Sie wegzuwerfen, oder weil Sie das Gefühl haben, sie eines Tages einmal gebrauchen zu können (obwohl Sie sie in den letzten 23 Jahren noch nie benutzt haben). Fotografieren Sie diese Gegenstände, bevor Sie sie wegwerfen – dann haben Sie eine schöne Erinnerung daran.

Wovon konnten Sie sich am leichtesten trennen?

Wovon konnten Sie sich am schwersten trennen?

#62 Alte, vergammelte Klamotten wegwerfen

Unsere Kleidung ist ein wichtiger Teil unserer Identität. Wenn wir sie vernachlässigen, vermitteln wir uns und der Welt die Botschaft, dass wir uns nicht gut um uns selbst kümmern.

Außerdem kann es negative Gefühle wecken, immer wieder Kleidungsstücke in unserem Schrank zu sehen, die wir nicht mehr tragen. Es kann sogar bedeuten, dass wir den Menschen, der wir zurzeit sind, nicht hundertprozentig akzeptieren – zum Beispiel, wenn wir ein Kleid für später aufbewahren, »wenn ich wieder schlanker bin« oder »wenn ich wieder öfter ausgehe«. Womöglich hängen Sie immer noch an einer alten Version Ihrer selbst, die gar nicht mehr existiert? Dann ist es vielleicht die gesündeste Lösung, sich von diesen Kleidungsstücken zu trennen und stattdessen welche anzuschaffen, die zu Ihrem jetzigen Ich passen und Ihnen gut stehen. Wenn Ihre Identität sich in Zukunft weiterentwickelt, können Sie sich ja wieder neue Kleider kaufen.

Werfen Sie fünf Kleidungsstücke weg (oder spenden Sie sie), in denen Sie sich nicht mehr wohl fühlen – weil sie zu eng sind, weil Sie darin den Bauch einziehen müssen oder sie Ihnen nur im Stehen passen. Auch von Kleidungsstücken, die Ihnen eigentlich gar nicht gefallen, die schäbig sind, Löcher oder Flecken haben, sollten Sie sich trennen.

Was für ein Gefühl ist es, sich von diesen Kleidungsstücken zu verabschieden?

#63 Duft einer Stimmung

Düfte wecken starke emotionale Assoziationen und können Ihren Tag und Ihre Gemütslage von Grund auf verändern. Versetzen Sie sich einmal in folgende Stimmungen/Gemütszustände hinein und versuchen Sie, jeder dieser Stimmungen eine Duftnote zuzuordnen. (Das sollte nach Möglichkeit ein Duft sein, den Sie im Haus oder Garten haben.)

Stimmung	**Duft/Wo finde ich ihn?**
In Arbeitsstimmung:	
Zeit zum Entspannen:	
Beruhigend:	
Zusammensein mit anderen Menschen:	
Im Familienkreis:	
Warm und gemütlich:	
Wach und unternehmenslustig:	
Frisch und neu:	
Energiegeladen:	

Wenn Sie Trost oder Beruhigung brauchen oder sich in eine andere Stimmung versetzen möchten, suchen Sie einen dieser Düfte, atmen Sie ihn ein und vergegenwärtigen Sie sich dabei eine dazu passende Erinnerung. Ob das nun eine Ingwerknolle in der Speisekammer, ein Rosmarinstrauch im Garten oder frisch gewaschene Wäsche ist – solche Düfte können Sie in eine andere Zeit versetzen.

#64 Alle Farben des Regenbogens

Wir fühlen uns in farbenfroher Umgebung wohler als in farbloser. Ebenso wie Düfte können auch Farben sich auf unsere Gemütslage auswirken. Das hängt teilweise mit unseren persönlichen Assoziationen zusammen; es gibt aber auch Farben, die unabhängig davon gewisse Stimmungen wecken. Hier ein paar typische Assoziationen:

Grün (Kreativität)
Rot (sexy; Kraft, Gefahr)
Violett (Eleganz, Raffinesse)
Gelb (appetitanregend)
Blau (Sicherheit, Vertrauen)

Natürlich gelten diese Assoziationen nicht für alle Menschen. Beschreiben Sie unten in zwei bis drei Worten die Gefühle, die diese Farben in Ihnen wecken.

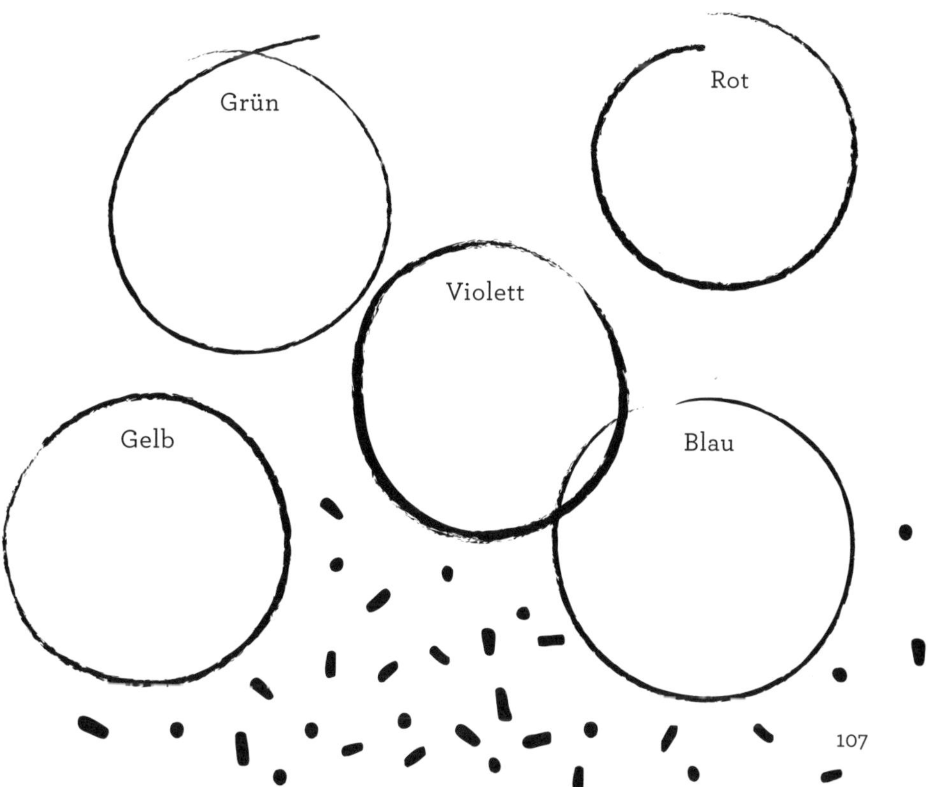

#65 Raus ins Grüne!

Wir alle brauchen Sonnenlicht, damit unser Körper Vitamin D bilden kann. Im Sommer reichen vielleicht schon 15 Minuten; doch im Winter müssen wir uns womöglich ein paar Stunden lang an der Sonne aufhalten.

Schlendern Sie einmal in Ihrer Umgebung umher, und machen Sie Fotos von allem Grünen, auf das Sie bei diesem Rundgang stoßen (und wenn es noch so winzig klein ist!). Folgen Sie dabei keiner Logik: Sie können im Kreis herumwandern, denselben Weg wieder zurückgehen oder sich zu irgendeinem schönen Plätzchen begeben. Verfolgen Sie dabei kein Ziel, außer draußen im Freien zu sein, Pflanzen und Bäume zu sehen und – irgendwann! – sicher und wohlbehalten nach Hause zurückzukommen.

Sobald Sie wieder zu Hause sind, zeichnen Sie hier eine kleine Landkarte Ihrer Route und tragen die grünen Fleckchen ein, die Ihnen am besten gefallen haben.

#66 Erstellen Sie Ihren persönlichen Soundtrack

Musik gehört seit Jahrtausenden zur menschlichen Erlebenswelt. Sie kann die Atmosphäre in einem Raum innerhalb von Sekunden verändern. Normalerweise hören wir Musikstücke, die zu unserer Stimmung passen; man kann Musik aber auch als Werkzeug nutzen, um seine Gemütslage bewusst zu verändern.

Erstellen Sie eine Playlist, die Sie in fröhliche Stimmung versetzt: Schreiben Sie die Titel von zehn Songs auf, die Sie zum Tanzen oder Mitsingen verführen. (Natürlich können Sie auch die am häufigsten gespielten Songs Ihres Online-Musikdienstes verwenden.)

Hören Sie sich diese Songs immer dann an, wenn Sie ein bisschen Auftrieb brauchen.

1. ______
2. ______
3. ______
4. ______
5. ______
6. ______
7. ______
8. ______
9. ______
10. ______

#67 Stimmungs-Playlists

Wir hören aus den verschiedensten Gründen Musik: um einen schmerzlichen Verlust zu überwinden oder uns besser konzentrieren zu können. Wenn Sie mal ein bisschen Zeit haben, wählen Sie die Shuffle-Funktion Ihres Audio-Players. Bringen Sie zu jedem Song ein paar Worte oder auch einen ganzen Satz zu Papier. Erstellen Sie aus bereits vorhandenen und neuen Songs Playlists für verschiedene Stimmungen und Emotionen.

Stimmungs-Playlist für: ______________________

Song ____________ Song ____________

Interpret ____________ Interpret ____________

______________________ ______________________

Song ____________ Song ____________

Interpret ____________ Interpret ____________

______________________ ______________________

Stimmungs-Playlist für: ______________________

Song ____________ Song ____________

Interpret ____________ Interpret ____________

______________________ ______________________

Song ____________ Song ____________

Interpret ____________ Interpret ____________

______________________ ______________________

Stimmungs-Playlist für: ______________________

Song ____________ Song ____________

Interpret ____________ Interpret ____________

______________________ ______________________

Song ____________ Song ____________

Interpret ____________ Interpret ____________

______________________ ______________________

Stimmungs-Playlist für: ______________________

Song ____________ Song ____________

Interpret ____________ Interpret ____________

______________________ ______________________

Song ____________ Song ____________

Interpret ____________ Interpret ____________

______________________ ______________________

[redacted]

[redacted] [redacted]

[redacted] [redacted]

[redacted] [redacted]

[redacted] [redacted]

[redacted] [redacted]

[redacted] [redacted]

[redacted] [redacted]

[redacted]

[redacted] [redacted]

[redacted]

[redacted] [redacted]

[redacted] [redacted]

[redacted]

[redacted]

[redacted]

[redacted]

[redacted]

[redacted]

[redacted] [redacted]

[redacted] [redacted]

[redacted] [redacted]

[redacted] [redacted]

[redacted] [redacted]

[redacted] [redacted]

[redacted] [redacted]

[redacted]

[redacted]

[redacted]

[redacted]

[redacted]

[redacted]

[redacted]

KAPITEL 7

Arbeit

Arbeit

In unserem Berufsleben ist es genauso wichtig, liebevoll mit uns umzugehen, wie außerhalb der Arbeit.

Vielleicht halten Sie Selbstfürsorge für etwas, was man nur zu Hause zu tun braucht – den »Life«-Teil der Work-Life-Balance. Doch die meisten Menschen verbringen ziemlich viel Zeit bei der Arbeit, und sie kann ein großer Stressfaktor sein. Andererseits kann unser Beruf uns aber auch eine Menge Befriedigung schenken, wenn wir richtig damit umgehen. Für Martin Seligman, den Meister der positiven Psychologie, sind »Leistungen« ein wichtiger Bestandteil eines glücklichen Lebens: Wenn man sich Ziele setzt und diese erreicht, ist man zufriedener. Unsere Arbeit bietet viele Möglichkeiten dazu.

Außerdem tun wir am Arbeitsplatz auch eine Menge für unsere Mitmenschen. Viele Berufe sind naturgemäß auf das Wohlbefinden anderer Menschen ausgerichtet, denen gegenüber wir somit Verpflichtungen haben; doch das bedeutet nicht, dass wir keine Wahl haben oder keine Grenzen setzen können. Wie im übrigen Leben ist es auch bei der Arbeit wichtig, bewusste Entscheidungen darüber zu treffen, was man tun möchte und was nicht. Auch bei der Arbeit müssen wir liebevoll mit uns umgehen und einen guten Kontakt zu uns selbst aufrechterhalten, um am Arbeitsplatz genau wie in allen anderen Lebensbereichen unser höchstes Potenzial verwirklichen zu können.

Ich verwende den Begriff »Arbeit« hier im weitesten Sinn und meine damit alle sinnvollen Aktivitäten. Das heißt, ich definiere Arbeit als »Aktivität, die mit geistiger oder körperlicher Anstrengung einhergeht und mit der man ein bestimmtes Ziel oder Ergebnis erreichen möchte«. Das muss nicht unbedingt eine Tätigkeit sein, mit der man Geld verdient. Arbeit kann auch etwas ganz anderes sein: zum Beispiel, seiner Familie ein schönes Zuhause zu schaffen, sich um seine Kinder zu kümmern, einem Ehrenamt nachzugehen oder zu studieren.

Ich empfehle Ihnen, auch bei der Arbeit ein paar kleine Selbstfürsorge-Praktiken zu pflegen. Außerdem sollten Sie versuchen, sich Ihre Arbeit so angenehm wie möglich zu gestalten.

Was gibt es in diesem Kapitel zu entdecken?

In **#68 Schönheits-Schnitzeljagd** wollen wir Ihren Weg zur Arbeit zu einem befriedigenderen Erlebnis machen. Und wenn Sie dann im Büro angekommen sind, werden sie sich ausnahmsweise einmal nicht gleich auf die unzähligen Prioritäten anderer Menschen stürzen, die in Ihrem E-Mail-Eingang auf Sie warten, sondern den Tag mit einer schwierigen Aufgabe beginnen (**#69**). Denn um diese Zeit befinden unsere Willenskraft und geistige Energie sich auf ihrem Höhepunkt.

Als Nächstes wollen wir uns mit einem Problem befassen, mit dem über 70 Prozent aller Menschen irgendwann einmal zu kämpfen haben: dem Hochstapler-Syndrom. Dieser Begriff, der in den 1970er-Jahren von Dr. Pauline Clance und Dr. Suzanne Imes geprägt wurde, bezieht sich auf das weitverbreitete Gefühl, dass man kein Lob verdient hat und jederzeit als Versager »entlarvt« werden könnte. Anhand von **#70 Kommen Sie sich wie ein Hochstapler vor?** können Sie herausfinden, ob Sie unter diesem Syndrom leiden. Mithilfe von **#71 Wo liegen Ihre besonderen Stärken?**, **#72 Um Feedback bitten** und **#73 Einen Komplimente-Ordner anlegen** lässt sich dieses Problem lösen. Denn wenn wir darüber nachdenken, was wir gut können, und objektives Feedback von Menschen einholen, die uns in Aktion erleben, entwickeln wir ein realistischeres Selbstbild.

In **# 74 Schluss mit dem Perfektionismus!** wollen wir uns mit einem weiteren häufigen Problem auseinandersetzen: Wir werden uns vor Augen halten, dass jeder Mensch Fehler macht (**#75 Nichts ist hundertprozentig gut oder schlecht**). Dann werden wir etwas für unser Selbstwertgefühl tun, indem wir ein paar der Stärken einsetzen, die uns in **#71** bewusst geworden sind (**#76 Nutzen Sie eine Ihrer besonderen Stärken!**). Außerdem werden wir für positive Gefühle am Arbeitsplatz sorgen (**#77 Schaffen Sie sich einen positiven »Anker«**) und uns daran erinnern, wie wichtig es ist, uns regelmäßig Auszeiten zu gönnen (**#78**).

Nach der Lektüre dieses Kapitels werden Sie ein bisschen mehr darüber wissen, was für ein Mensch Sie am Arbeitsplatz sind. Und je mehr man über sich selber weiß, desto eher kann man der Welt mit einer verständnisvollen, realistischen Einstellung entgegentreten: Dann ist man bereit, sich in manchen Lebensbereichen zu verbessern und in anderen zu glänzen – und sich dabei stets Mitgefühl entgegenzubringen.

#68 Schönheits-Schnitzeljagd

Auf der Fahrt zur Arbeit – umgeben von ernsten Gesichtern und der Gleichgültigkeit anderer Berufspendler – kann einem wirklich die Lebensfreude verloren gehen (vor allem am Montagmorgen!). Aber Sie brauchen nur Ihre Sichtweise zu ändern: Heben Sie den Blick, schauen Sie sich um, achten Sie auf die Gesichter und Kleider der Leute und auf die Landschaften und Gebäude, an denen Sie vorbeifahren.

Entdecken Sie fünf unerwartete schöne Dinge auf dem Weg zur Arbeit und zählen Sie sie hier auf. Was fanden Sie daran schön?

1.

2.

3.

4.

5.

#69 Eine schwierige Aufgabe anpacken

Normalerweise stürzen wir uns im Büro gleich auf unsere E-Mails und sonstigen Wünsche und Erwartungen anderer Menschen. Stattdessen sollten Sie sich in der ersten Tageshälfte, in der Ihr Geist noch frisch ist, einem »Elefantenprojekt« (d. h. einer besonders umfangreichen oder schwierigen Aufgabe) widmen. Sie müssen dieses Projekt nicht unbedingt heute abschließen, sondern nur ein Stückchen damit weiterkommen, damit Ihnen die Arbeit daran beim nächsten Mal leichter fällt.

Wählen Sie eine schwierige Aufgabe aus. Worum handelt es sich dabei? Warum fällt sie Ihnen schwer?

Was für Hilfsmittel benötigen Sie, um diese Aufgabe anzugehen?

Worin besteht das Endziel?

Was könnten Sie als Erstes tun, um Ihrem Ziel einen Schritt näherzukommen?

Planen Sie heute 15 Minuten für die Arbeit an dieser Aufgabe ein. (Wenn Sie Lust haben, können Sie gerne auch länger daran arbeiten; doch vorläufig besteht Ihr Ziel einfach nur darin, mit der Aufgabe zu beginnen.)

Mit welcher fünf-minütigen Aktivität könnten Sie sich nach diesen 15 Minuten belohnen?

Nachdem Sie sich 15 Minuten Zeit für den Einstieg in Ihr »Elefantenprojekt« genommen haben, sollten Sie so bald wie möglich Ihre nächste Arbeitsphase daran einplanen. Wenn man in kleinen Schritten vorwärtsgeht, schrumpft auch die größte Aufgabe mit der Zeit auf ein überschaubares Format zusammen.

#70 Kommen Sie sich wie ein Hochstapler vor?

Was geht Ihnen durch den Kopf, wenn Sie ein Ziel erreicht, eine Ambition verwirklicht oder hervorragende Resultate erzielt haben? Kreuzen Sie alle zutreffenden Gedanken an:

☐ **1.** Oft wundere ich mich hinterher selbst darüber, dass ich das geschafft habe.

☐ **2.** Andere halten mich für besser, als ich in Wirklichkeit bin.

☐ **3.** Ich verdanke diesen Erfolg meiner harten Arbeit und meinen Fähigkeiten.

☐ **4.** Ich rechne oft damit, dass die anderen herausfinden, dass ich in Wirklichkeit gar nicht so gut bin, wie sie glauben.

☐ **5.** Meine Kollegen und mein Chef wissen ziemlich genau, was ich kann.

☐ **6.** Wenn ich Erfolg habe, ist das normalerweise reines Glück.

☐ **7.** Ich habe diesen Erfolg verdient; schließlich habe ich hart genug dafür gearbeitet

☐ **8.** Meine Stellung im Leben entspricht meinen Talenten und Fähigkeiten.

Wenn Sie mehr als eine der Aussagen 1, 2, 4 und 6 angekreuzt haben, leiden Sie vielleicht unter dem sogenannten »Hochstapler-Syndrom«. Bei solchen »Hochstaplern« besteht eine Diskrepanz zwischen ihrem Selbstwertgefühl und dem, was andere Menschen über sie sagen. Aber keine Sorge! Auf den nächsten Seiten werden wir dieses Problem angehen.

[redacted]

#71 Wo liegen Ihre besonderen Stärken?

Obwohl »Hochstapler« in der Außenwelt meistens leistungsstark und erfolgreich sind, glauben sie, dass ihre Mitmenschen eine viel zu hohe Meinung von ihnen haben. Sie leben ständig in der bangen Erwartung, als Versager – eben als Hochstapler – »entlarvt« zu werden. Solche »Hochstapler« gibt es überall: vom leistungsstarken Schüler über die »perfekte« Hausfrau und Mutter bis hin zum vielversprechenden Mitarbeiter im Büro.

Versuchen Sie, die Situation realistischer zu sehen. Schreiben Sie in die unten stehenden »Geschenkkartons«, was Sie der Welt schon alles gegeben haben.

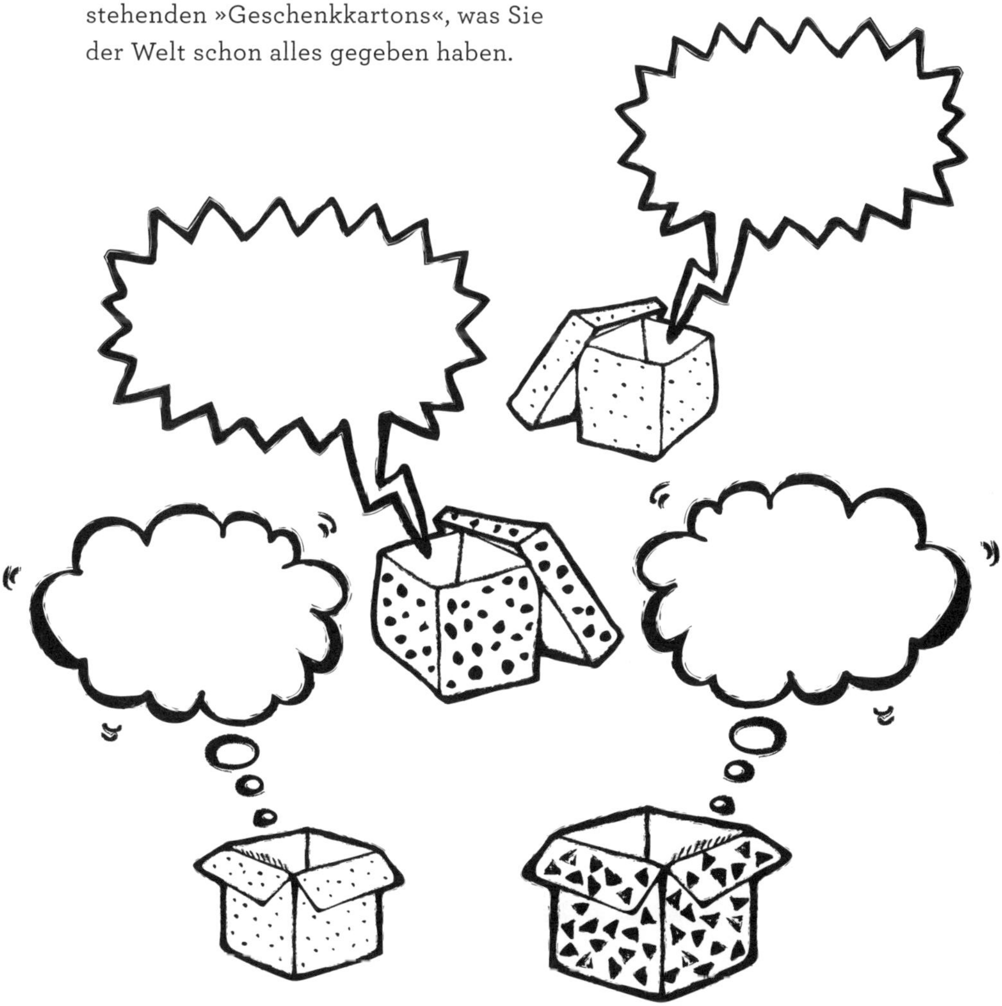

#72 Um Feedback bitten

Oft bekommen wir am Arbeitsplatz kein richtiges Feedback. Wir haben keine Ahnung, was wir nach Meinung unserer Vorgesetzten und Kollegen gut machen und worin wir uns verbessern sollten. Wenn wir das wüssten, könnten wir mit Problemen wie dem »Hochstapler-Syndrom« besser umgehen.

Ergreifen Sie die Initiative, und bitten Sie ein paar Kollegen um Feedback, um eine realistische Einschätzung Ihrer Fähigkeiten zu bekommen! Schreiben Sie die Namen von fünf bis zehn Kollegen auf, mit denen Sie öfters zusammenarbeiten und zu denen Sie Vertrauen haben.

1. ______________________

2. ______________________

3. ______________________

4. ______________________

5. ______________________

6. ______________________

7. ______________________

8. ______________________

9. ______________________

10. ______________________

Anfangs wird es Ihnen vielleicht ein bisschen unangenehm sein, direkt um Feedback zu bitten; doch Sie werden darüber staunen, wie viele Menschen Ihnen gerne damit weiterhelfen. Schicken Sie folgende E-Mail an ein paar Kollegen auf Ihrer Liste:

> Liebe/r XX,
>
> Ich möchte gern herausfinden, worin meine besonderen beruflichen Stärken liegen und wie ich mich verbessern kann. Vielleicht könnten Sie mir kurz die zwei folgenden Fragen beantworten:
>
> Worin bestehen meine Stärken?
>
> In welchen Bereichen könnte ich meine Leistung noch verbessern?
>
> Ich wäre Ihnen wirklich sehr dankbar für dieses Feedback.
>
> [Ihr Name]

#73 Einen Komplimente-Ordner anlegen

Ausgewogenes Feedback von anderen Menschen einzuholen wie in Idee #72, kann zwar sehr hilfreich sein, doch wie bereits im Kapitel »Geist« besprochen, hören wir aufgrund unserer Neigung zu negativem Denken doch eher die Verbesserungsvorschläge aus diesem Feedback heraus als unsere Stärken. Daher ist es sinnvoll, alle positiven Rückmeldungen, die Sie von anderen Menschen erhalten, an einem bestimmten Platz – in Ihrem Komplimente-Ordner – zu sammeln. Sie können diesen Ordner in digitaler Form führen oder ein Album verwenden; es kommt lediglich darauf an, die positiven Äußerungen anderer Menschen über Sie zu dokumentieren, damit Sie sie in Augenblicken der Unsicherheit nachlesen können.

Schreiben Sie drei positive Kommentare anderer Menschen über Sie auf:

1.

2.

3.

#74 Schluss mit dem Perfektionismus!

Menschen mit »Hochstapler-Syndrom« und Leute, die zu Perfektionismus neigen, sind sich sehr ähnlich: Auch Perfektionisten haben übergroße Angst davor, Fehler zu machen, und legen Maßstäbe an sich selbst an, die sich unmöglich erfüllen lassen. Doch Unvollkommenheit gehört nun einmal zum Menschsein dazu.

Denken Sie an Menschen, die Sie kennen und respektieren. Beschreiben Sie Fehler, bei denen Sie diese Menschen ertappt haben, auch wenn sie noch so unbedeutend waren. Wie haben sich diese Fehler ausgewirkt?

Fehler | **Auswirkung**

1. ____________________ →

2. ____________________ →

3. ____________________ →

#75 Nichts ist hundertprozentig gut oder schlecht

Auch wenn wir selbst Fehler machen (was – wie gesagt – jedem ab und zu passiert, weil wir schließlich nur Menschen sind), ist an diesen Fehlern nicht alles schlecht. Wenn Sie genau hinschauen, werden Sie auch irgendetwas Gutes daran entdecken.

Denken Sie an eine Arbeit, bei der Sie einen Fehler gemacht hatten. Überlegen Sie sich zehn Dinge, die bei dieser Arbeit sehr gut gelungen waren, auch wenn es sich um Kleinigkeiten handelt: zum Beispiel, dass Sie sie pünktlich abgeschlossen haben oder dass sie keine Tippfehler enthielt.

1. ____________________
2. ____________________
3. ____________________
4. ____________________
5. ____________________
6. ____________________
7. ____________________
8. ____________________
9. ____________________
10. ____________________

#76 Nutzen Sie eine Ihrer besonderen Stärken!

Anhand Ihrer Feedback-Übung (#72) und Ihres Komplimente-Ordners (#73) dürften Sie inzwischen herausgefunden haben, was Sie besonders gut können. Am Arbeitsplatz konzentrieren wir uns normalerweise mehr auf unsere Schwächen als auf unsere Stärken. Suchen Sie einmal nach Möglichkeiten, Ihre besonderen Stärken bei der Arbeit zu nutzen! Das kann ungeheuer befriedigend sein.

Wählen Sie zwei Ihrer besonderen Stärken aus, und überlegen Sie sich zwei Möglichkeiten, diese Stärken in dieser Woche bei Ihrer Arbeit einzusetzen.

Besondere Stärke #1:

In welchem Bereich könnte ich diese Stärke öfters nutzen?

Besondere Stärke #2:

In welchem Bereich könnte ich diese Stärke öfters nutzen?

[redacted]

#77 Schaffen Sie sich einen positiven »Anker«

Viele Menschen arbeiten am Schreibtisch oder zumindest an einem Laptop. Wenn Sie überlastet oder im Stress sind, kann es sehr hilfreich sein, etwas auf Ihrem Schreibtisch oder Laptop zu haben, das Sie an ein positives Gefühl oder ein schönes Erlebnis erinnert. Als ich noch einen festen Arbeitsplatz hatte, hing dort eine Collage von vier Urlaubsfotos in einem hübschen Rahmen. Jetzt hat mein Laptop ein schönes Foto als Bildschirmschoner, das mich an meinen Partner und unser gemeinsames Leben erinnert.

Zeichnen Sie etwas, das Ihnen auf Ihrem Schreibtisch als positiver Anker dienen könnte.

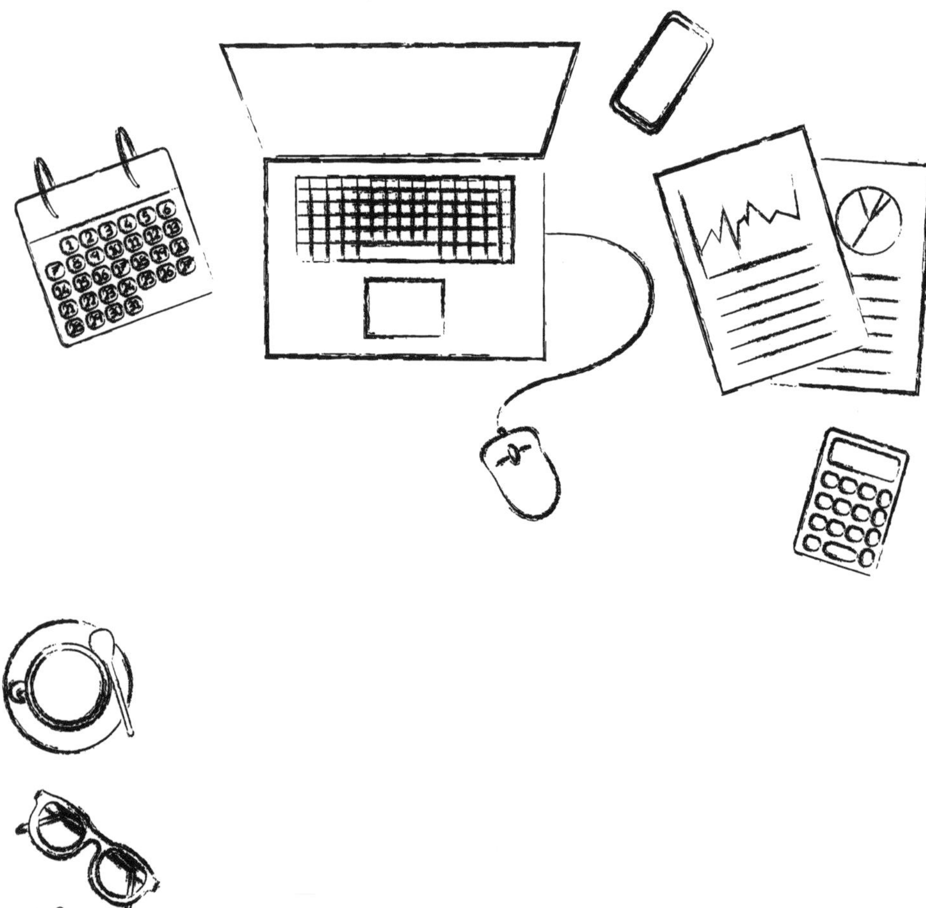

[redacted]

#78 Eine Auszeit planen

Eigentlich sind wir ziemliche Urlaubsmuffel. Die meisten berufstätigen Menschen nehmen nicht den ganzen Urlaub, der ihnen zusteht (und verschenken damit praktisch Geld – denn sie arbeiten mehr, ohne dafür bezahlt zu werden). Freiberufler und Menschen, die keiner bezahlten Arbeit nachgehen, gönnen sich aus schlechtem Gewissen oft überhaupt keine Ferien.

Lange Arbeitszeiten mit nur wenigen oder gar keinen Pausen können zu Burn-out führen und uns in unserer Produktivität, Kreativität und Problemlösungsfähigkeit beeinträchtigen.

Wann findet Ihr nächster Urlaub statt? Was werden Sie darin unternehmen?

Welchen Urlaub würden Sie sich gönnen, wenn Geld keine Rolle spielte?

Welchen Urlaub könnten Sie realistischerweise jetzt gleich nehmen?

Überlegen Sie sich, wann Sie Ihren nächsten Urlaub nehmen können und was Sie tun könnten. (Ein paar faule Tage zu Hause mit langen Spaziergängen können so schön und erholsam sein wie eine Woche am Strand, wenn Sie Ihre elektronischen Geräte abschalten und sich Zeit für sich selbst nehmen.)

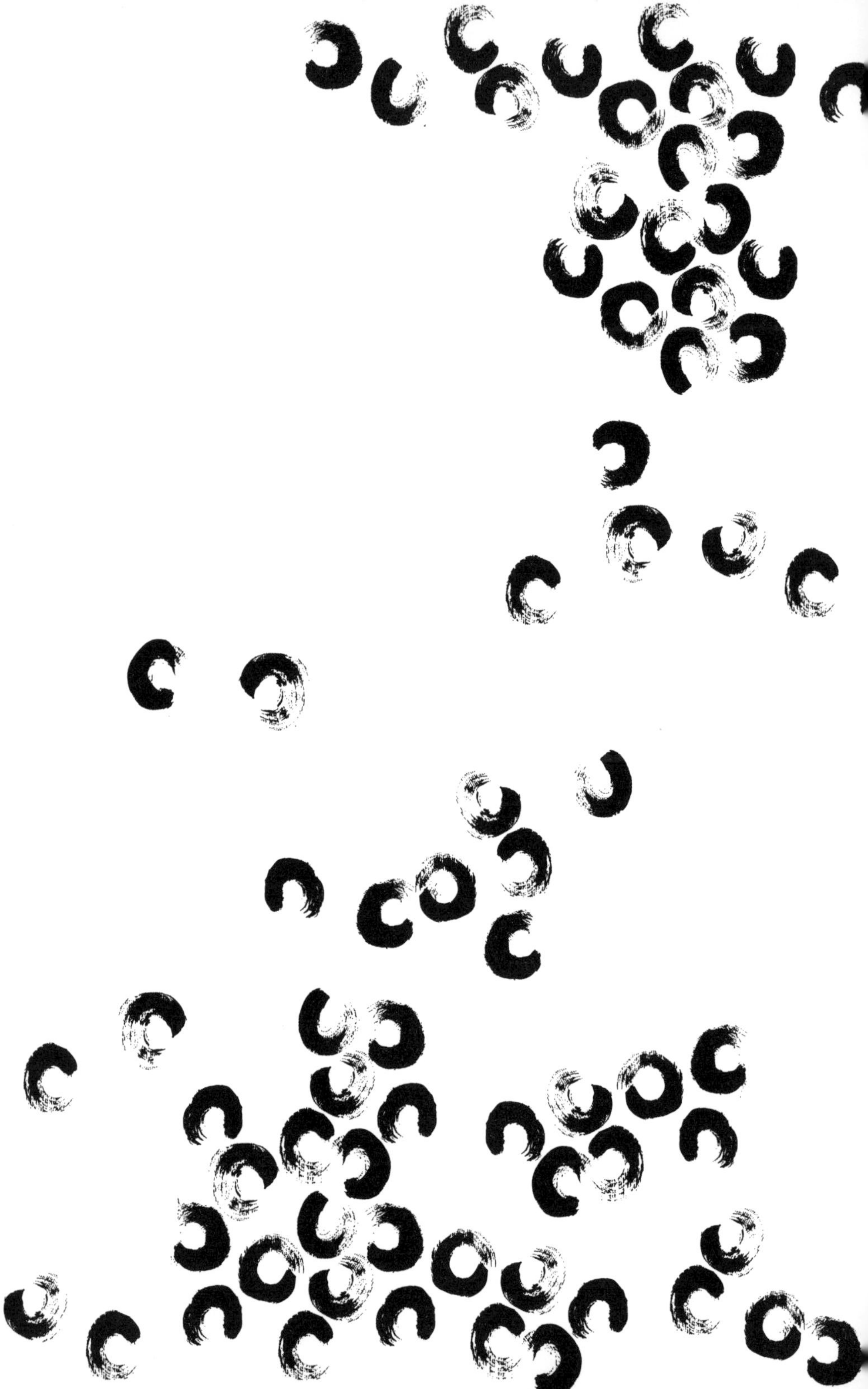

KAPITEL 8

Kreativität

Kreativität

Meiner Meinung nach kann jeder Mensch kreativ sein. Und ich glaube auch: Je mehr Sie an Ihrer Kreativität arbeiten, desto leichter wird Ihnen das Leben in anderen Bereichen fallen – Ihr Denken wird flexibler, und Sie kommen auf mehr Ideen und Problemlösungen.

Viele Menschen haben das Gefühl, nicht kreativ zu sein. Vielleicht wurden sie schon in der Schule in die Schublade der »unkreativen« Kinder gesteckt. Ich weiß nicht mehr, wie oft ich von meinen Klienten schon zu hören bekommen habe »Ach, ich bin leider gar nicht kreativ«, obwohl es genügend Gegenbeweise dafür gab. Wenn Sie auch zu diesen Leuten gehören, müssen Sie Ihre Definition von Kreativität etwas weiter fassen.

Was ist Kreativität eigentlich? Laut Cambridge Dictionary handelt es sich dabei um »die Fähigkeit, auf originelle, außergewöhnliche Ideen zu kommen oder etwas Neues oder Fantasievolles zu erschaffen«. Für viele Menschen hängt Kreativität eng mit künstlerischer Begabung zusammen. Sie glauben, dass diese Eigenschaft sich in künstlerischer Form – durch Musik, Schreiben, Tanz, Malerei usw. – ausdrückt. Das sind zwar tatsächlich hervorragende Möglichkeiten zum Ausdruck von Kreativität, aber keineswegs die einzigen. Wir können unsere Kreativität auf unzählige verschiedene Arten ausleben:

- Das perfekte Geschenk für jemanden zu kaufen, ist zum Beispiel ein kreativer Akt.
- Die beste Methode zur Präsentation der finanziellen Ergebnisse Ihres Unternehmens zu finden, sodass die Zuhörer alles genau verstehen, zeugt von Kreativität.
- Eine Mahlzeit aus Resten in Ihrem Kühlschrank zuzubereiten, erfordert Kreativität.
- Sich eine unterhaltsame Aktivität für den Geburtstag Ihres Partners auszudenken, ist auch ein kreativer Akt.
- Und wenn Sie Ihrer Mannschaft Vorschläge machen, wie sie in Zukunft besser spielen könnte, sind Sie ebenfalls kreativ.

Warum ist Kreativität denn so wichtig?, höre ich Sie jetzt schon fragen. Und welche Rolle spielt sie bei der Selbstfürsorge? Ich würde sagen, dass es ein menschliches Grundbedürfnis ist, unsere Kreativität zum Ausdruck zu bringen – genau wie Hunger, Durst und das Bedürfnis nach Sex, Sicherheit und Liebe. Kreativität steht ganz an der Spitze der maslowschen Bedürfnishierarchie und gehört zur Kategorie »Selbstverwirklichung« – unserem angeborenen Drang nach persönlicher Weiterentwicklung. Kreative Beschäftigungen wie beispielsweise Hobbys und andere außerberufliche Interessen sind eine ausgezeichnete Methode, Selbstfürsorge zu praktizieren. So etwas kann sehr entspannend wirken. Außerdem kann man Probleme mit ein bisschen Kreativität besser lösen, und sie verbessert auch unsere zwischenmenschlichen Beziehungen und steigert unser emotionales Wohlbefinden.

Kreativität kann uns also auf verschiedenste Art und Weise nützlich sein. Auch bei Arbeitgebern ist diese Eigenschaft sehr gefragt: Wenn man Aufgaben auf innovative Weise löst, geht das oft sehr viel schneller und müheloser.

Was gibt es in diesem Kapitel zu entdecken?

Wir wollen dieses Kapitel mit einer einfachen, spielerischen Übung beginnen **(#79 Ein kreatives Experiment)**. In **#80 Verändern Sie Ihre Beziehung zur Kreativität** werden Sie Kreativität neu definieren. Als Nächstes sollen Sie versuchen, Aufgaben, die Sie langweilig finden, mit etwas mehr Kreativität zu erledigen **(#81 Das Alltägliche zum Außergewöhnlichen machen).**

Dann werden Sie sich ein bisschen mehr Freiraum für Kreativität schaffen. Die Reizüberflutung unseres modernen Lebens hat dazu geführt, dass wir richtige Angst vor Langeweile haben. Doch sobald wir Langeweile zulassen, werden wir kreativer, denn dann können unsere Gedanken ungestört umherschweifen und auf ungewöhnliche Assoziationen kommen.

In **#82 Raum für Kreativität schaffen** und **#83 Deaktivieren Sie die roten Punkte!** werden Sie bewusst über Ihren Umgang mit elektronischen Geräten nachdenken und sich Zeit zum **#84 Herumkritzeln und tagträumen** nehmen. Sie werden kreative Beschäftigungen für zu Hause vorausplanen (**#85**) und ein paar zweckfreie Aktivitäten auflisten (**#86**), mit denen Sie sich in den Pausen zwischen Ihrer Arbeit immer wieder einmal beschäftigen können. In **#87 Spiele** und **#88 Machen Sie sich die Fantasie Ihres inneren Kindes zunutze!** werden Sie sich an eine Zeit in Ihrem Leben erinnern, in der Sie gespielt haben, ohne sich selbst dafür zu kritisieren. Mal sehen, was dabei für Ideen und Erinnerungen in Ihnen aufsteigen! Und zuletzt werden Sie in **#89 Beschäftigen Sie sich mit etwas Neuem** Ihren »Kreativitätsmuskel« trainieren.

Am Ende dieses Kapitels werden Sie ein paar Experimente kennen, mit denen Sie Ihre kreativen, spielerischen Fähigkeiten zutage fördern können – ein sehr wichtiges Element der Selbstfürsorge, das unsere aktive Mitwirkung erfordert und uns viel mehr geben kann als ein Schaumbad oder eine Tafel Schokolade!

#79 Ein kreatives Experiment

Wir nähern uns dem Thema Kreativität behutsam – mit einem Spiel, bei dem es keine richtigen Antworten gibt!

Schritt 1: Wählen Sie eines der folgenden Wörter aus:

Auto

Baum

Kaffee

Tagebuch

Schlüssel

Schirm

Armbanduhr

rot

Schritt 2: Stellen Sie eine Stoppuhr auf drei Minuten, und suchen Sie nach Wörtern oder Ideen, die Sie mit dem ausgewählten Wort assoziieren. Bitte nicht zensieren, sondern alles aufschreiben:

Schritt 3: Wählen Sie einen Lebensbereich aus Kapitel 2–7 aus, in dem es Ihnen am schwersten fällt, sich zu entwickeln. Denken Sie sich anhand der Ideen/Assoziationen aus Schritt 2 ein paar auf Ihre individuellen Probleme zugeschnittene Ideen und Experimente aus, mit deren Hilfe Sie in diesem Lebensbereich noch etwas mehr für sich tun könnten. Schreiben Sie diese Ideen in die unten stehenden Leerzeilen.

Ich zum Beispiel habe zunächst den Lebensbereich »Zuhause« ausgewählt. In Schritt 2 fiel mir zu dem Wort »rot« unter anderem »Stopp« ein. Das brachte mich auf die Idee, darüber nachzudenken, was ich im Haushalt in Zukunft nicht mehr zu tun brauche, weil es unnötig ist, oder was ich zumindest nicht mehr so oft erledigen muss (zum Beispiel Wäschewaschen), um mehr Zeit für angenehmere Beschäftigungen zu haben.

Als zweites Beispiel wählte ich den Begriff »Schlüssel« und den Lebensbereich »Beziehungen« aus. Eines der Wörter, die mir bei meinem Brainstorming einfielen, lautete »Aufschließen«. In Schritt 3 dachte ich darüber nach, womit ich meine Beziehungen »aufschließen« und vertiefen könnte: nämlich, indem ich mir mehr Zeit für Menschen nehme, die mir nahestehen, und diese Zeit für sinnvolle gemeinsame Aktivitäten nutze. Das brachte mich wiederum auf die Idee, mich lieber auf eine kleinere Anzahl tieferer Beziehungen zu konzentrieren, statt eine Menge oberflächlicher Bekanntschaften zu pflegen. Ich nahm mir vor, in Zukunft kein schlechtes Gewissen mehr zu haben, weil ich nicht regelmäßig mit einem größeren Netzwerk von Menschen Kontakt halten konnte.

Natürlich können Sie sich für Schritt 1 auch andere Wörter aussuchen (eine andere Farbe, den Titel einer Fernsehsendung, ein Kleidungsstück, das erste Wort in einem Buch, das Sie zufällig zur Hand nehmen usw.). Auch in Schritt 3 können Sie andere Themen wählen (zum Beispiel ein Problem, für das Sie eine Lösung finden möchten).

#80 Verändern Sie Ihre Beziehung zur Kreativität

Für viele Menschen bedeutet Kreativität, ein großer Künstler oder weltberühmter Musiker zu sein. Es gibt aber auch viele andere Möglichkeiten, sich kreativ zu betätigen. Lesen Sie die Aufzählung in der Einführung zu diesem Kapitel noch einmal durch und stellen Sie sich dann ein paar Fragen:

Zu Ihrer kreativen Vergangenheit: Wie haben Sie Kreativität früher definiert?

Welche Aktivitäten hielten Sie damals für »kreativ«?

Zu Ihrer kreativen Gegenwart: Welche Ihrer jetzigen Aktivitäten halten Sie für kreativ?

Welche drei Beschäftigungen, denen Sie zurzeit nachgehen, könnten Sie als kreativ umdefinieren? Beschreiben Sie diese Aktivitäten.

Zu Ihrer kreativen Zukunft: Um welchen neuen Input könnten Sie sich bemühen, um Ihr kreatives Ich zu fördern? Ausstellungen, Bücher, Gedichte, Galerien und Museen (persönlich oder online besuchen) oder einen Kurs.

#81 Das Alltägliche zum Außergewöhnlichen machen

Wählen Sie eine Aufgabe, die Ihnen besonders wenig Freude macht, und überlegen Sie sich drei kleine Veränderungen, durch die Sie mehr Spaß daran hätten. Sie könnten sich während des Geschirrspülens einen Podcast anhören, sich nach der Erledigung einer unangenehmen Aufgabe belohnen oder eine kreative Geschichte erfinden, warum Sie diese Arbeit tun (dass Sie Staub saugen, um einen Schatz im Teppich zu finden!).

Aufgabe:

Möglichkeiten, mehr Spaß daran zu haben:

1.

2.

3.

#82 Raum für Kreativität schaffen

Eine der Hauptblockaden für Kreativität in unserem heutigen Leben ist, dass wir uns keine Zeit mehr nehmen, selbst auf kreative Ideen zu kommen. Stattdessen füllen wir jede »freie« Sekunde damit, auf unserem Smartphone herumzutippen oder mit irgendwelchen Apps herumzuspielen. Da bleibt keine Zeit mehr für kreatives Tagträumen.

Löschen Sie 20 Prozent der Apps von einem Ihrer tragbaren elektronischen Geräte.

Um sich diese Entscheidung zu erleichtern, fragen Sie sich:

- ☐ Wie oft benutze ich diese Apps (wenn überhaupt)?
- ☐ Bringen sie mir etwas?
- ☐ Fühle ich mich nach ihrer Nutzung besser oder schlechter?
- ☐ Ertappe ich mich dabei, auch in Gesellschaft anderer Menschen zu meinem Smartphone zu greifen, um mich mit diesen Apps zu beschäftigen?
- ☐ Lenkt die Nutzung oder das Spielen mit diesen Apps mich ab, wenn ich mit etwas anderem beschäftigt bin?
- ☐ Scrolle ich mehrmals pro Stunde gedankenlos auf meinem Handy herum?

Ein paar Tage oder eine Woche nach dem Löschen der Apps sollten Sie in sich hineinhören. Wie fühlen Sie sich jetzt? Vielleicht stellen Sie fest, dass Sie sich abgewöhnt haben, automatisch nach Ihrem Smartphone zu greifen, weil die Apps ja nicht mehr da sind: Das heißt, Sie sind nicht mehr abhängig und können Ihre Gedanken frei umherschweifen lassen, statt dauernd nachzusehen, ob Benachrichtigungen eingetroffen sind.

Wenn Sie eine der gelöschten Apps vermissen, weil sie Ihr Leben wirklich bereichert hat, können Sie sie ja neu installieren. Aber versuchen Sie erst einmal, mindestens eine Woche lang ohne sie auszukommen!

#83 Deaktivieren Sie die roten Punkte!

Die meisten Apps zeigen Ihnen mit roten Punkten an, dass etwas Neues (wenn auch noch so Banales) Ihre Aufmerksamkeit erfordert. Schalten Sie diese roten Punkte für eine Woche ab! Sie sollen sich in Ihre Apps einloggen, wann es Ihnen passt, und nicht, wann andere Leute es für richtig halten.

Falls Ihnen dieser Gedanke Angst einjagt, denken Sie darüber nach, woher diese Angst kommt. Wenn Sie möchten, können Sie immer noch einmal pro Stunde nachsehen, ob etwas Neues für Sie gekommen ist. Was spielt es schon für eine Rolle, wenn jemand bis zu 59 Minuten lang warten muss, bis Sie seine Nachricht lesen ...?

Was für Gefühle weckt die Vorstellung, Ihre Benachrichtigungen abzuschalten, in Ihnen?

Bei welchen Apps beängstigt Sie dieser Gedanke am allermeisten?

Wie oft schauen Sie auf Ihr Smartphone? (Paradoxerweise gibt es inzwischen sogar eine App namens Phone Habit Tracker, die das für Sie nachverfolgt. Laden Sie sich diese App herunter – Sie werden entsetzt sein!)

Listen Sie die Apps, die Sie mit roten Punkten auf neue Benachrichtigungen aufmerksam machen, hier auf:

#84 Herumkritzeln und tagträumen

Nun, da Sie sich ein bisschen Freiraum für mehr Kreativität geschaffen haben, ist es höchste Zeit, Ihre Gedanken schweifen zu lassen.

Wenn Sie sich das nächste Mal versucht fühlen, auf der Suche nach geistloser Ablenkung nach Ihrem Smartphone zu greifen, schlagen Sie stattdessen lieber diese Seite auf, um in den Tag hineinzuträumen und dabei etwas vor sich hinzukritzeln.

#85 Kreativität ist planbar

Manchmal verspürt man den Drang, kreativ zu sein, weiß aber nicht so recht, was man eigentlich tun soll. Für solche Momente wollen wir nun ein bisschen vorausplanen.

Hier ein paar Beispiele: »Alles Grüne fotografieren, was Ihnen vor die Linse kommt« oder »die Lebensgeschichte von drei Menschen erfinden, an denen Sie vorbeifahren«.

Schreiben Sie hier zehn verschiedene Miniprojekte auf, mit denen Sie sich bei Spaziergängen, Bahn- oder Autofahrten (natürlich nur, wenn Sie nicht selbst am Steuer sitzen!) beschäftigen können.

1.

2.

3.

4.

5.

6.

7.

8.

9.

10.

#86 Listen Sie ein paar zweckfreie Aktivitäten (Spiel) auf!

Zwischen Kreativität und Spiel besteht ein enger Zusammenhang. Daher kann es Ihrer Kreativität auf die Sprünge helfen, wenn Sie bei der Arbeit oder beim Lernen öfter einmal innehalten und sich einer spielerischen Beschäftigung widmen.

Zählen Sie zehn kreative Aktivitäten auf, mit denen Sie sich während des Arbeitstags immer wieder einmal fünf Minuten lang beschäftigen könnten. Zum Beispiel: vor sich hinkritzeln; eine Mindmap über ein beliebiges Thema erstellen; einen Song hören; sich durch eine Online-Kunstausstellung scrollen; mit einem Schreibtischspielzeug hantieren; bei Google Earth aufs Geratewohl ein paar Orte anschauen und sich Geschichten über die Leute ausdenken, die dort leben.

1.

2.

3.

4.

5.

6.

7.

8.

9.

10.

#87 Spiele

Spiele sind eine strukturierte Form spielerischer Aktivität, bei der man sich an feste Regeln hält, und eine wunderbare kreative Beschäftigung für unser Gehirn.

Was für Spiele haben Sie früher gespielt (und zwar im weitesten Sinn: von Spielplatz- über Brett- bis hin zu Partyspielen)?

Welche dieser Spiele empfanden Sie als besonders kreativ? Warum?

Was würden Sie gerne wieder einmal spielen? Wen könnten Sie dazu einladen? Wo und wann?

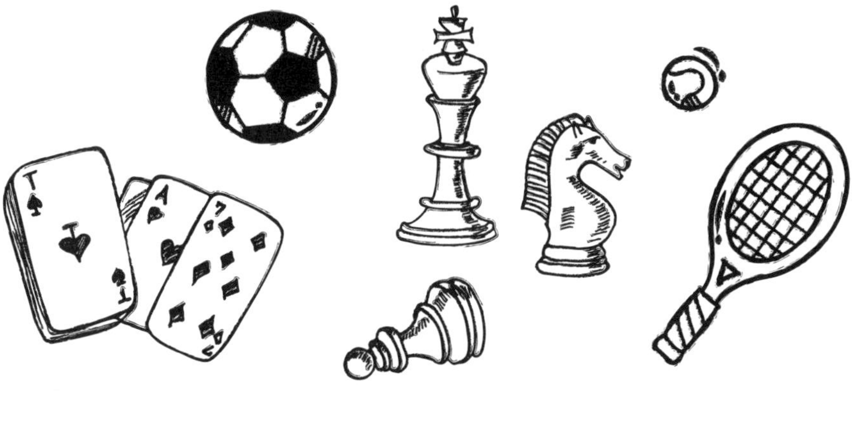

#88 Machen Sie sich die Fantasie Ihres inneren Kindes zunutze!

Wie sind Sie als Kind – als Erziehung, Arbeit, Verpflichtungen und die Hemmungen des Erwachsenseins Ihnen noch nicht im Weg standen – mit Ihrer Fantasie umgegangen? Haben Sie Doktor gespielt oder so getan, als wohnten Sie in einem Schloss? Denken Sie einmal darüber nach, wie Ihre ersten kreativen Impulse sich geäußert haben! Das wird Ihnen helfen, das Leben aus einer anderen Perspektive zu betrachten und Denkblockaden zu überwinden.

Listen Sie fünf kreative Beschäftigungen aus Ihrer Kindheit auf, und überlegen Sie, wie Sie etwas davon in Ihr jetziges Leben integrieren könnten. Wenn Sie als Kind gerne Pirat gespielt haben, könnten Sie beispielsweise eine Hafenstadt besuchen, segeln gehen, ein Spielzeugboot schwimmen lassen oder ein Lego-Piratenschiff bauen.

Was habe ich früher gerne gespielt?	Wie könnte ich das in meinem jetzigen Leben nutzen?
1. ______	1. ______
2. ______	2. ______
3. ______	3. ______
4. ______	4. ______
5. ______	5. ______

#89 Beschäftigen Sie sich mit etwas Neuem

Suchen Sie sich einen Artikel (oder eine ganze Zeitschrift!) über ein Thema, von dem Sie nichts wissen. Lesen Sie den Artikel oder die Zeitschrift.

Überlegen Sie sich fünf Möglichkeiten, die Prinzipien, Ideen, Metaphern oder einfach nur die Inspiration, die Sie in dieser Lektüre gefunden haben, auf andere Dinge anzuwenden.

Ich habe ein Golfmagazin gewählt und darin Lernprinzipien entdeckt, die sich auf das Coaching meiner Klienten übertragen lassen. In einer Fernsehzeitschrift habe ich Gesprächsthemen gefunden, die ich für belanglosen Smalltalk nutzen kann, ohne mir die Sendungen anschauen zu müssen. Und seit meiner Lektüre zum Thema Filmprothesen staune ich noch mehr über die Kreativität der Menschen als bisher!

1.

2.

3.

4.

5.

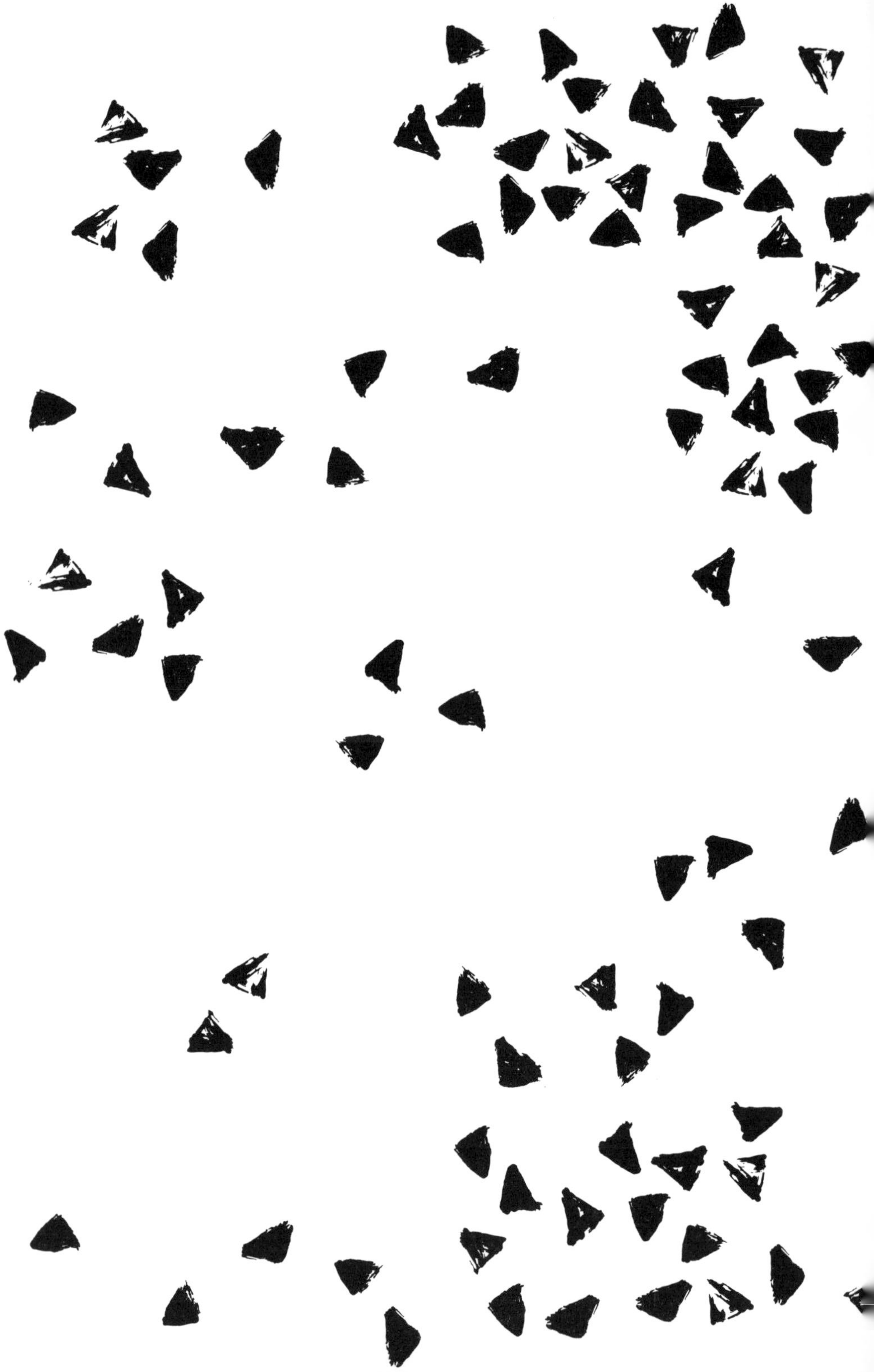

KAPITEL 9

Veränderungen

Veränderungen

In unserem letzten Kapitel geht es um Veränderungen. Dieses Buch handelt in vielerlei Hinsicht von Veränderungen: Denn jedes dieser Experimente soll Ihnen zu mehr Selbstfürsorge verhelfen; und je belastbarer wir sind, desto besser kommen wir mit Veränderungen zurecht. Trotzdem wollen wir in diesem Kapitel noch einmal gesondert auf das Thema Veränderungen eingehen; denn das atemberaubende Tempo technologischer und politischer Veränderungen, unsere hektische, schnelllebige Zeit, die Medien – alles um uns herum bewegt und verändert sich. Um ein glückliches, gesundes Leben führen zu können, müssen Sie inmitten all dieser Veränderungen gut auf sich achtgeben können. Die wichtigsten Stressfaktoren des Lebens – Heirat, Geburt, Tod, Scheidung, Umzug, Verletzungen, Stellenwechsel – sind allesamt mit großen Veränderungen verbunden. Deshalb ist es in unserer modernen Welt so wichtig, gut mit Veränderungen umgehen zu können.

Es gibt zwei verschiedene Arten von Veränderungen: Sie können in unserem Inneren ablaufen und von uns herbeigesehnt werden – auch wenn wir gleichzeitig ein bisschen Angst davor haben. Veränderungen können uns aber auch von außen aufgezwungen werden. Auf Veränderungen im eigenen Inneren kann man sich normalerweise leichter einstellen als auf erzwungene äußere Veränderungen, gegen die man sich oft innerlich wehrt. Doch wenn man sich einer Veränderung zu widersetzen versucht, kommt stattdessen eventuell eine andere Veränderung auf einen zu.

Warum fällt es uns so schwer, mit Veränderungen zurechtzukommen? Zunächst einmal jagen sie uns häufig Angst ein: Schließlich sind wir mit einer unklaren, manchmal auch komplizierten Situation konfrontiert und wissen nicht, wie wir damit klarkommen werden. Doch Veränderungen verhelfen uns auch zu flexiblem Denken – einer Fähigkeit, die eng mit Kreativität zusammenhängt. Je mehr an unterschiedlichen Erfahrungen wir machen, desto stärker wird unsere »kognitive Flexibilität«: Je öfter und intensiver wir uns auf neue Aktivitäten einlassen, desto flexibler wird unser Denken. Wenn Sie kreativer denken lernen möchten, müssen Sie Veränderungen erleben, damit Ihr Gehirn etwas zu verarbeiten hat: andere Erfahrungen, neue Dinge, (für Sie) ungewöhnliche Aktivitäten.

Was gibt es in diesem Kapitel zu entdecken?

Zunächst einmal werden Sie Ihre Einstellung zu Veränderungen ein bisschen genauer unter die Lupe nehmen (**# 90: Wie kommen Sie mit Veränderungen zurecht?**). Manche Menschen lieben Abwechslung und Veränderungen; andere setzen eher auf Konstanz und Tradition. Wenn Sie Ihre Einstellung zu diesem Aspekt des Lebens kennen, können Sie besser einschätzen, wie intensiv Sie daran arbeiten sollten.

In **#91**, **#92** und **#93** werden Sie mit ein paar kleinen Veränderungen experimentieren. In diesem Kapitel geht es darum, sich mit dem Thema Veränderungen anzufreunden. Es ist wichtig, Ihre Energie auf Dinge zu konzentrieren, die wirklich verändert werden müssen. Dabei ist es hilfreich, wenn bestimmte Dinge Ihres Lebens konstant bleiben. Wenn Sie ein chaotisches Leben führen oder gerade eine Phase der Veränderung durchmachen, können solche Stabilitätsfaktoren Ihnen Halt und Trost geben. In **#94** werden Sie sich eine banale Entscheidung ersparen und in **#95** mit einer weiteren Veränderung experimentieren: Sie lernen das japanische Prinzip des Kaizen kennen, und halten sich vor Augen, dass man besser mit unklaren Situationen zurechtkommt, wenn man Veränderungen in kleine Schritte unterteilt.

Als Nächstes wollen wir versuchen, flexibler zu denken. In **#96 Überraschungstagebuch** werden Sie sich überlegen, was man aus unerwarteten Dingen lernen kann, und in **#97** auf einen früheren Fehler zurückblicken und darüber nachdenken, was Sie in Zukunft anders machen könnten. Dann werden Sie anhand dessen, was Sie in diesem Kapitel gelernt haben, einen Plan für eine Veränderung aufstellen **#98.** Zuletzt werden Sie Ihre »Misserfolge« akzeptieren lernen **#99** und sich dazu beglückwünschen, eine Veränderung überstanden zu haben **(#100)**. Nach der Lektüre dieses Kapitels werden Sie mehr Charakterstärke besitzen und besser für die nächste Veränderung gerüstet sein. Zum Schluss werden Sie einen **#101 Selbstfürsorge-Rucksack** packen, um auf Schwierigkeiten – die unweigerlich immer wieder auftauchen werden – vorbereitet zu sein.

#90 Wie kommen Sie mit Veränderungen zurecht?

Was für Emotionen steigen in Ihnen auf, wenn Sie an die Veränderungen zurückdenken, die Sie bisher erlebt haben? Die stressigsten Lebensereignisse sind: Tod eines geliebten Menschen; Scheidung; schwere Erkrankung; Heirat; eine neue Stellung; Eintritt in den Ruhestand; Geburt eines Kindes; Umzug und finanzielle Veränderungen.

Welche Veränderungen in Ihrem Leben sind Ihnen am schwersten gefallen?

1. __________
2. __________
3. __________

Worin bestanden die Vor- und Nachteile dieser Veränderungen?

Vorteile	**Nachteile**
1.	
2.	
3.	

Welche Veränderungen in Ihrem Leben sind Ihnen am leichtesten gefallen? (Aufgrund unserer Neigung zu negativem Denken achten wir normalerweise nicht auf solche positiven Dinge; also denken Sie genau nach!)

1. __________
2. __________
3. __________

Worin bestanden die Vor- und Nachteile dieser Veränderungen?

Vorteile	**Nachteile**
1.	
2.	
3.	

#91 Machen Sie etwas anders!

Wenn wir Dinge auf neue oder andere Art erledigen als bisher, entstehen neue Nervenbahnen. Außerdem werden wir dadurch flexibler und psychisch belastbarer. Mit je unterschiedlicheren Ideen und Erfahrungen wir unser Gehirn »füttern«, desto mehr neue Nervenbahnen bildet es.

Das müssen gar keine besonderen Erlebnisse sein: Es reicht schon aus, am Arbeitsplatz zur Abwechslung einmal eine andere Toilettenkabine (oder eine Toilette in einem anderen Stockwerk) zu benutzen oder auf einem anderen Weg zur Arbeit zu fahren. Kaufen Sie Ihre Lebensmittel einmal in einem anderen Supermarkt ein oder bestellen Sie in Ihrem Lieblingsrestaurant ein Gericht, das Sie dort noch nie gegessen haben.

In dieser Woche werde ich ausprobieren, folgende Dinge anders zu machen:

1.

2.

3.

4.

5.

#92 Sich neue Unterhaltung suchen

Auch in unserem Unterhaltungskonsum folgen wir normalerweise festen Mustern: Wir lesen immer dieselben Autoren oder Genres, schalten dieselben Fernsehsender ein oder hören dieselben Podcasts.

Bitten Sie zwei Personen um Empfehlungen für Filme, Fernseh- oder Rundfunksendungen, Bücher oder Podcasts. Fragen Sie sie, was ihnen daran gefällt, und testen Sie diese Empfehlungen dann mindestens 30 Minuten lang – auch wenn Sie davon überzeugt sind, dass sie Ihnen überhaupt nicht gefallen werden. Was haben Sie aus dieser Erfahrung gelernt?

Empfehlung #1 ____________________

Warum gefällt __________ das?

Was habe ich daraus gelernt, das auszuprobieren?

____

Empfehlung #2 ____________________

Warum gefällt __________ das?

Was habe ich daraus gelernt, das auszuprobieren?

____

#93: Sich mit anderen Standpunkten befassen

Denken Sie einmal an etwas, wovon Sie ziemlich fest überzeugt sind. Das kann zum Beispiel die Partei sein, die Sie wählen, der Schauspieler, der nächstes Jahr Ihrer Meinung nach den Oscar gewinnen sollte, oder der beste Bodenbelag für ein Badezimmer. Worum es sich handelt, spielt eigentlich keine Rolle; es muss nur etwas sein, wozu Sie eine Meinung haben.

Schreiben Sie Ihre Meinung/Überzeugung hierhin:

Und nun überlegen Sie sich ein paar alternative Meinungen/ Überzeugungen zu diesem Thema. Befragen Sie dazu andere Menschen oder recherchieren Sie. Heben Sie unterschiedliche Standpunkte in verschiedenen Farben hervor. Unterstreichen Sie alle alternativen Meinungen, die Sie eventuell in Ihre eigene Sichtweise integrieren könnten.

#94 Sich eine banale Entscheidung ersparen

Wir können besser mit Veränderungen umgehen, wenn wir in stabilen Verhältnissen leben. Wählen Sie einen unbedeutenden Bereich Ihres Lebens, in dem Sie künftig keine Entscheidungen mehr zu treffen brauchen. Für den Anfang eignen sich dazu am besten routinemäßige Abläufe: Sie könnten zum Beispiel fünf Kombinationen auswählen, die Sie in Zukunft bei der Arbeit tragen möchten, und diese dann abwechselnd anziehen (da Sie ja glauben, dass den Leuten im Büro Ihre Kleidung auffällt, obwohl das sehr unwahrscheinlich ist). Oder entscheiden Sie sich für drei gesunde Gerichte, die Ihnen gut schmecken, und bereiten Sie sich diese abwechselnd zum Abendessen zu; dann brauchen Sie sich auch keine Gedanken mehr darüber zu machen, welche Lebensmittel Sie einkaufen sollen.

Über Folgendes will ich in Zukunft nicht mehr nachdenken müssen:

Und stattdessen immer:

Sie brauchen nicht für immer bei diesen festen Gewohnheiten zu bleiben. Hören Sie nach einem Monat wieder in sich hinein, und fragen Sie sich, ob Sie etwas daran ändern oder stattdessen auf eine andere Entscheidung verzichten möchten. Denken Sie daran: Diese Vorgehensweise soll Sie nicht einengen, sondern Ihnen das Leben erleichtern.

#95 Mit einer kleinen Veränderung experimentieren

Die japanische Disziplin Kaizen (»kontinuierliche Verbesserung«) betont, dass man nicht auf eine große Veränderung warten, sondern eine Situation lieber mithilfe vieler kleiner Aktivitäten kontinuierlich verbessern soll.

Welche Veränderung wollen Sie in Ihrem Leben schon seit Längerem in Angriff nehmen? Vielleicht möchten Sie umziehen, mehr Sport treiben, ein Zimmer neu streichen, öfter kochen, mehr Zeit mit Ihrem Partner verbringen, ein Buch schreiben usw.:

Welche kleinste Veränderung könnten Sie heute in Ihrem Leben vornehmen, um diese größere Veränderung in Gang zu setzen?

#96 Überraschungstagebuch

Die Dummheit der Ideen anderer Leute fällt uns normalerweise sofort auf, während wir Fehler im eigenen Denken nicht erkennen. Dabei handelt es sich um eine kognitive Verzerrung namens »blinder Fleck«. Um in unserem Denken flexibler zu werden, können wir zum Beispiel darüber Buch führen, was uns überrascht und warum. Wenn wir überrascht sind, liegt das daran, dass unsere ursprünglichen Erwartungen sich als falsch erwiesen haben. Ein »Überraschungstagebuch« kann uns helfen, unsere Entscheidungen besser zu verstehen. Denn wenn uns kleine Anomalien in unserem Denken auffallen, bringt uns das »Aha-Erlebnisse« und vielleicht sogar kreative Entdeckungen.

Haben Sie sich über ein Kompliment zu Ihrer Kleidung gewundert? Das ist vielleicht ein Hinweis darauf, dass Sie nicht so übel aussehen, wie Sie glauben. Erstaunt es Sie, dass Sie von Ihrem Chef keine so gute Leistungsbewertung bekommen haben, wie Sie erwartet hatten? Vielleicht müssen Sie noch ein bisschen mehr an der Beziehung zu Ihrem Vorgesetzten arbeiten!

Schreiben Sie drei (wichtige / unwichtige) Dinge auf, über die Sie sich in den letzten 48 Stunden gewundert haben.

Worum ging es dabei?	Warum haben Sie sich darüber gewundert? Denken Sie genau nach! Auf diese Frage gibt es keine hundertprozentig richtige Antwort.
1. ______	1. ______
______	______
2. ______	2. ______
______	______
3. ______	3. ______
______	______

#97 Kritisches Visualisieren

Mithilfe kritischer Visualisierung kann man aus Fehlern lernen. Außerdem helfen sie gegen Perfektionismus (#74) und festgefahrene Denkmuster.

Denken Sie an einen Fehler, den Sie vor Kurzem gemacht und über den Sie sich geärgert haben.

Was war das für ein Fehler?

Vergegenwärtigen Sie sich die Schritte, die zu diesem Fehler geführt haben, und überlegen Sie, wie Sie beim nächsten Mal anders mit dieser Situation umgehen könnten. Berücksichtigen Sie dabei alle potenziellen Hindernisse, Rückschläge und sonstigen negativen Ereignisse – einschließlich der Möglichkeit, dass Ihnen wieder der gleiche Fehler unterlaufen könnte.

#98 Eine Veränderung planen

Ein paar der Ideen in diesem Kapitel helfen Ihnen, Veränderungen in Angriff zu nehmen. Diese (und andere) Ideen wollen wir nun zu einem Plan zusammenfassen, mit dem Sie Ihre nächste Veränderung angehen können:

Was für eine Veränderung planen Sie?

+ Wer hat eine ähnliche Veränderung durchgemacht, sodass Sie mit ihm sprechen und sich bei ihm Ermutigung holen können?

+ Warum ist diese Veränderung wichtig?

+ Was würde passieren, wenn Sie darauf verzichten?

+ Was für vorgefasste Meinungen haben Sie im Hinblick auf diese Veränderung? Wie könnten Sie diese Vorurteile bekämpfen?

+ Wovor haben Sie besonders große Angst? Was für negative Konsequenzen befürchten Sie?

+ Was für Vorteile könnte diese Veränderung Ihnen bringen? Wie können Sie sich dazu motivieren, mehr an diese Vorteile zu denken als an die Nachteile?

+ Welche ähnlichen Veränderungen haben Sie bereits durchgemacht? Welche Lektionen daraus könnten Sie auf diese Situation anwenden?

+ In welchen anderen Lebensbereichen herrschen bei Ihnen zurzeit stabile Verhältnisse, die Ihnen diese Veränderung erleichtern könnten?

+ Was ist an dieser Veränderung unklar und kompliziert? Wie könnten Sie diese Unklarheiten beseitigen?

+ Welchen ersten kleinen Schritt können Sie im Hinblick auf diese Veränderung unternehmen?

#99 Keine Angst vor »Misserfolgen«!

Um flexibel zu bleiben und uns in einer Welt ständiger Veränderungen wohlzufühlen, müssen wir unsere »Misserfolge« genauso akzeptieren wie unsere Erfolge. Wie gesagt: Fehler zu machen, ist menschlich; sie zu ignorieren oder uns deshalb mit Selbstvorwürfen zu quälen, ist ungesund. Stattdessen sollten wir lieber Mitgefühl mit uns haben und aus unseren Fehlern lernen. Denn wenn wir sie in freundlicher Erinnerung behalten, werden wir beim nächsten »Misserfolg« daran denken, dass wir uns früher schließlich auch von solchen Rückschlägen erholt haben und dass uns das auch jetzt wieder gelingen wird.

Was war in Ihren Augen einer Ihrer größten »Misserfolge«?

Wie haben andere Menschen darauf reagiert?

Was für Konsequenzen hatte dieser »Misserfolg«?

Was haben Sie daraus gelernt?

Was würden Sie beim nächsten Mal anders machen?

#100 Eine Veränderung feiern

Viele Menschen (auch ich!) vergessen, ihren Erfolg zu feiern, wenn sie eine Veränderung erreicht haben. Wir gehen hinterher einfach zur Tagesordnung über, ohne dieses Ereignis in irgendeiner Weise aus unserem Alltagsgeschehen herauszuheben. Denken Sie daran, dass es sich bei dieser Veränderung nicht unbedingt um einen 100-prozentigen Erfolg handeln muss! Sie feiern schlicht und einfach die Tatsache, dass Sie diese Veränderung durchgestanden haben, auch wenn sie schwierig war. Hier ein paar Beispiele: in eine andere Stadt ziehen, seine Ernährung umstellen, mehr Sport treiben, mit einer neuen Aktivität beginnen, morgens früher aufstehen oder abends zeitiger zu Bett gehen usw.

Welche Veränderung haben Sie zuletzt durchgemacht?

Schreiben Sie sich einen kurzen Brief, um sich für diese Veränderung zu loben. Beschreiben Sie genau, was dabei gut gelaufen ist.

#101 Selbstfürsorge-Rucksack

Inzwischen haben Sie sich glücklich durch das ganze Buch gearbeitet, hoffentlich viele verschiedene Aspekte der Selbstfürsorge ausprobiert und sich diesem Thema aus den verschiedensten Blickwinkeln genähert.

Die Ideen in diesem Buch sollen kleine Investitionen in Ihr langfristiges Wohlbefinden sein und Ihnen Strategien vermitteln, mit denen Sie Verantwortung für Ihre emotionale, geistige und körperliche Gesundheit übernehmen können. Doch manchmal versetzt das Leben uns ohne jede Vorwarnung einen Schlag ins Gesicht: Von manchen Ereignissen werden wir förmlich überrannt.

Deshalb sollen Sie in dieser letzten Übung eine Art »Rucksack«, eine Überlebensausrüstung für solche trostlosen, schwierigen Augenblicke im Leben zusammenstellen, damit Sie einen Rettungsanker haben, an den Sie sich in solchen Situationen klammern können. Dieser Rucksack enthält schnelle Selbstfürsorge-Methoden, die man auch dann anwenden kann, wenn man sich im »Überlebensmodus« befindet.

Achten Sie darauf, die nötigen Ausrüstungsgegenstände stets griffbereit zu haben – ob das nun bestimmte Lebensmittel oder Snacks, Playlists oder Audioanleitungen für Meditationen und Visualisierung sind; ein Film, der Sie aufheitert; Bleistift und Papier zum Tagebuchführen oder der Name eines Freundes, den Sie notfalls anrufen können. Schreiben Sie Ihre Ideen in die unten stehenden Leerzeilen oder packen Sie sich tatsächlich einen Rucksack, der alles Mögliche enthalten kann: zum Beispiel eine kuschelige Decke, Fotos von glücklichen Zeiten oder andere Dinge, die Sie trösten und beglücken. Natürlich gehört auch dieses Buch in Ihren Rucksack!

Hier ein paar kleine Denkanstöße dafür, was Sie alles in Ihre Überlebensausrüstung hineinpacken könnten:

Welche Ideen/Themen in diesem Buch haben Ihnen kurzfristig am meisten Vorteile gebracht?

Welche Ideen/Themen fanden Sie am unangenehmsten?

Welche Ideen/Themen haben Ihnen am meisten Freude gemacht?

Mein Rucksack

Schreiben Sie in diese Wolken entweder physische Gegenstände oder die Nummern von Ideen aus diesem Buch. (Natürlich dürfen Sie auch andere Ideen aufschreiben!)

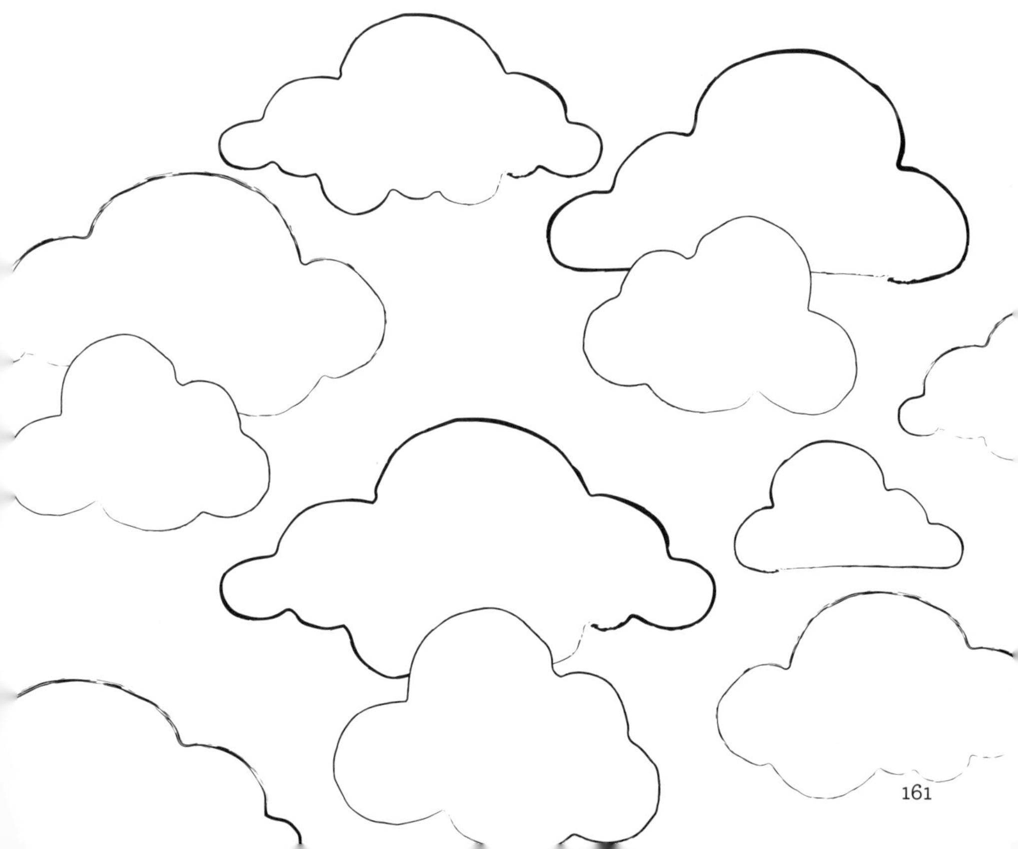

Schlussgedanken

Denken Sie daran:

- Sie sollen keine Wunder bewirken, sondern in kleinen Schritten auf mehr Wohlbefinden hinarbeiten.
- Machen Sie Selbstfürsorge nicht zu einem weiteren »sollte« in Ihrem Leben.
- Sie können nicht alle Ideen umsetzen – ohne Kompromisse geht es nicht. Suchen Sie nach praktikablen Kompromissen, bei denen es Ihnen so gut wie möglich geht.
- Sie sind die einzige Person, die Verantwortung für Sie trägt. Kümmern Sie sich genauso gut um sich selbst wie um einen geliebten Freund oder Familienangehörigen! Sie sind diese Fürsorge ebenso wert wie jeder andere Mensch.
- Jedem Menschen tun andere Dinge gut. Je besser Sie sich kennen, desto besser können Sie für sich selbst sorgen. Was bei anderen Menschen Gutes bewirkt, muss bei Ihnen noch lange nicht funktionieren. Also übernehmen Sie aus diesem Buch nur die Anregungen, die Ihnen etwas bringen, und ignorieren Sie den Rest.

Seien Sie gut zu sich selbst.

Ellen x

Danksagungen

Selbstfürsorge ist kein Punkt, den man einfach von einer Liste abhakt, sondern eine Reise. Ich muss mich darum genauso intensiv bemühen wie jeder andere; zum Glück gibt es in meinem Leben viele Menschen, die mir helfen, wenn ich wieder mal zu streng mit mir umgehe, eine Mandelentzündung bekomme oder innerhalb einer Woche drei Länder bereise und glaube, mir zusätzlich noch Wochenendarbeit aufhalsen zu müssen. (All das ist während meiner Arbeit an diesem Buch passiert.) Ich bin sehr dankbar dafür, eine so wunderbare Familie und tolle Freunde zu haben. Egal in welcher Ecke der Welt ihr lebt: Ihr seid eine ständige Kraftquelle für mich.

Vor allem möchte ich mich bei Anna Charbonneau, Graham Morley, Caroline Leon, Eléonore Chaban Delmas, Anette Pollner, Justin Morgan und Ed Clarke, meiner Schwester Sarah Bard und meiner Mutter Mary Bard für ihre wichtigen Beiträge zu diesem Buch bedanken: Ihr habt mir Feedback zum Inhalt gegeben, als Resonanzboden für meine Ideen gedient oder mir während meiner Arbeit mit Essen, Unterkunft, Kaffee oder eurer Freundschaft weitergeholfen.

Außerdem danke ich allen Menschen, die in den letzten Jahren regelmäßig meinen Blog gelesen haben. Euer positives Feedback zu meinen Blogbeiträgen hat mir einen wichtigen Anstoß zu dem Abenteuer gegeben, das zur Entstehung dieses wunderschönen Buches geführt hat.

Und schließlich möchte ich mich bei dir, lieber Fox, für deine Liebe und Beratung während meiner Arbeit an diesem Buch bedanken – ohne dich würde es nicht existieren. Tinyfox war eine unerwartete Zugabe, die meine Selbstfürsorge durch das Element des Spiels auf eine neue Ebene emporgehoben hat. Ich bin so froh, dass ihr beide in meinem Leben seid und auf mich aufpasst. Danke dafür, dass ihr mir stets zur Seite steht!

Über die Autorin

Ellen M. Bard ist Arbeitspsychologin, Schriftstellerin und digitale Nomadin. Ihre Mission ist es, Menschen mit viel Interesse und wenig Zeit praktische, hilfreiche und vergnügliche Ideen und Anregungen zu liefern, wie man sich persönlich weiterentwickeln und verbessern kann. Ellen ist wissenschaftliche Mitarbeiterin der British Psychology Society und beim Health Professions Council (HPC) in Großbritannien registriert. Sie hat zu folgenden Themen Artikel veröffentlicht und Vorträge gehalten: Wertvorstellungen am Arbeitsplatz, Engagement, Bewerbererfahrungen, psychometrische Verfahren, Generation Y und Employer Branding. Sie wurde in *Huffington Post*, *The Guardian*, *BBC Radio 4* und der *Financial Times* als Meinungsführerin zum Thema Produktivität und Work-Life-Balance porträtiert.

Notizen

Notizen

Notizen

Notizen

Notizen

Notizen

Notizen

Notizen

Notizen

Notizen

Bibliografische Information der Deutschen Nationalbibliothek
Die Deutsche Nationalbibliothek verzeichnet diese Publikation in der Deutschen Nationalbibliografie. Detaillierte bibliografische Daten sind im Internet über http://dnb.d-nb.de abrufbar.

Für Fragen und Anregungen
info@mvg-verlag.de

Wichtiger Hinweis
Dieses Buch ist für Lernzwecke gedacht. Es stellt keinen Ersatz für eine individuelle medizinische Beratung dar und sollte auch nicht als solcher benutzt werden. Wenn Sie medizinischen Rat einholen wollen, konsultieren Sie bitte einen qualifizierten Arzt. Der Verlag und die Autorin haften für keine nachteiligen Auswirkungen, die in einem direkten oder indirekten Zusammenhang mit den Informationen stehen, die in diesem Buch enthalten sind.

3. Auflage 2023

Türkenstraße 89
80799 München
Tel.: 089 651285-0
Fax: 089 652096

Übersetzung: Marion Zerbst
Redaktion: Manuela Kahle
Umschlaggestaltung: Isabella Dorsch
Layout: Watkins Media Limited
Satz: inpunkt[w]o, Haiger (www.inpunktwo.de)
Druck: Florjancic Tisk d.o.o., Slowenien
Printed in the EU

Wir produzieren nachhaltig
www.m-vg.de

ISBN Print 978-3-7474-0062-3

Weitere Informationen zum Verlag finden Sie unter
www.mvg-verlag.de
Beachten Sie auch unsere weiteren Verlage unter www.m-vg.de